Atlas of Brain and Spine Oncology Imaging

颅脑和脊柱肿瘤影像图谱

〔美〕萨珊·伽利米　主编
朱　砚　连海英　主译
张云亭　陈　薇　主审

天津出版传媒集团

天津科技翻译出版有限公司

著作权合同登记号：图字：02-2014-436

图书在版编目(CIP)数据

颅脑和脊柱肿瘤影像图谱 / (美) 伽利米 (Karimi,S.) 主编；朱砚等译 .
天津：天津科技翻译出版有限公司 , 2016.5
书名原文：Atlas of Brain and Spine Oncology Imaging
ISBN 978-7-5433-3587-5

Ⅰ . ①颅…   Ⅱ . ①伽…   ②朱…   Ⅲ . ①颅内肿瘤－影像诊断－图
谱   ②脑肿瘤－影像诊断－图谱   ③脊柱－肿瘤－影像诊断－图谱
Ⅳ . ① R739.410.4-64   ② R739.420.4-64

中国版本图书馆 CIP 数据核字 (2016) 第 010239 号

Translation from English language edition:
Atlas of Brain and Spine Oncology Imaging
  by Sasan Karimi
Copyright © 2013 Springer New York
Springer New York is part of Springer Science+Business Media
All Rights Reserved

中文简体字版权属天津科技翻译出版有限公司。

授权单位：Springer-Verlag GmbH
出　　版：天津科技翻译出版有限公司
出 版 人：刘 庆
地　　址：天津市南开区白堤路 244 号
邮政编码：300192
电　　话：022-87894896
传　　真：022-87895650
网　　址：www.tsttpc.com
印　　刷：山东鸿君杰文化发展有限公司
发　　行：全国新华书店
版本记录：889×1194   16 开本   13.75 印张   2 页彩插   120 千字
　　　　　2016 年 5 月第 1 版   2016 年 5 月第 1 次印刷
　　　　　定价：108.00 元

译者名单

主　译

朱　砚　中国人民解放军第二五四医院

连海英　中国人民解放军第二五四医院

主　审

张云亭　天津医科大学总医院

陈　薇　天津医科大学肿瘤医院

译　者（按姓氏汉语拼音排序）

曹兰仲　中国人民解放军第二五四医院

陈向志　中国人民解放军第二五四医院

富　鹏　中国人民解放军第二五四医院

高　满　天津市环湖医院

霍光辉　中国人民解放军第二五四医院

李卫东　中国人民解放军第二五四医院

李耀辉　中国人民解放军第二五四医院

李云娟　中国人民解放军第二五四医院

刘如焕　中国人民解放军第二五四医院

穆　宁　天津市环湖医院

沈天鸣　中国人民解放军第二五四医院

王　铮　中国人民解放军第二五四医院

王玉海　中国人民解放军第二五四医院

杨　博　中国人民解放军第二五四医院

张　骁　中国人民解放军第二五四医院

张凤霞　中国人民解放军第二五四医院

张晓亮　中国人民解放军第二五四医院

赵　建　河北医科大学第三医院

郑丽楠　中国人民解放军第二五四医院

编者名单

Sasan Karimi Department of Radiology, New York Presbyterian Hospital/Weill Cornell Medical College, New York, NY, USA

Neuroradiology Service, Department of Radiology, Memorial Sloan-Kettering Cancer Center, New York, NY, USA

Alan Victor Krauthamer Neuroradiology Division, Department of Radiology, New York Presbyterian Hospital/Weill Cornell Medical College, New York, NY, USA

Neuroradiology Division, Department of Radiology, Memorial Sloan-Kettering Cancer Center, New York, NY, USA

John Lyo Department of Radiology, New York Presbyterian Hospital/Weill Cornell Medical College, New York, NY, USA

Neuroradiology Service, Department of Radiology, Memorial Sloan-Kettering Cancer Center, New York, NY, USA

Sasan Partovi Department of Radiology, Memorial Sloan-Kettering Cancer Center, New York, NY, USA

Gitanjali V. Patel Department of Radiology, Memorial Sloan-Kettering Cancer Center, New York, NY, USA

Robert J. Young Department of Radiology, New York Presbyterian Hospital/Weill Cornell Medical College, New York, NY, USA

Neuroradiology Service, Department of Radiology, Memorial Sloan-Kettering Cancer Center, New York, NY, USA

译者前言

　　磁共振(MR)技术的快速发展,为疾病诊断提供了越来越丰富的信息,尤其是在中枢神经系统肿瘤的诊断中,MR 的优势得以充分体现,为临床诊断和外科治疗提供了依据,也为实现精准医疗奠定了基础。由萨珊·伽利米教授(Sasan Karimi, M.D.) 主编的《颅脑和脊柱肿瘤影像图谱》一书,从日常诊断工作出发,提供了大量颅脑和脊柱肿瘤的病例,并配以大量的 MR 图片,直接阐述了病变的影像学诊断和鉴别诊断依据,以最直观的形式为临床医生,特别是影像科医生提供了诊断思路。本书可以为国内相关的临床医生、放射科医生及相关专业的研究生提供实际而有益的学习参考和临床指导。

　　为将此书介绍给国内的同仁,我们特组织了我科长期从事临床 CT 及 MR 诊断工作的同道,将此书翻译成了中文。我们在翻译的过程中,在充分尊重原著的基础上,查阅了大量的文献资料,对相关内容进行反复讨论和研究,并最终请到了我国著名神经放射学专家——张云亭教授为本书做最后的审校工作,在此向在百忙中为本书辛勤付出的张云亭教授致以衷心的感谢!

　　此外,本书得以翻译成稿,得益于全科数位同志的大力支持和协作,在繁忙的临床工作之外,克服了各种困难,承担了大量的翻译工作。在此,特别感谢天津医科大学肿瘤医院陈薇教授为本书的最终审校做了大量工作!同时感谢天津科技翻译出版有限公司的编辑在本书出版过程中给予的帮助! 由于译者对某些问题的理解及认识能力有限,错误之处在所难免,敬请广大同道不吝赐教!

中国人民解放军第二五四医院 放射科

2015 年深秋于天津

前　言

　　神经影像从最早的颅骨平片和气脑造影应用至今已有了长足的发展，CT 和 MRI 技术的不断完善也让我们对中枢神经系统的生理解剖和病理状况有了更深入的理解。这些技术已被神经影像医生作为常规工具来定位中枢神经系统的病变，并得到更精确的诊断。同时，神经影像学的进步对临床医生治疗方式的选择也有直接影响，提高了治疗效率，例如，CT 血管造影和灌注成像对急性脑卒中的处理，术中 MRI 和 fMRI 对颅内肿瘤的外科手术等均产生了直接作用。

　　本书阐述了多种中枢神经系统肿瘤，包含了典型和非典型的影像病例。各章简明扼要地提供了关于每个主题的综合信息，并着重对解剖和病理图解进行了详尽的描述。

　　我衷心感谢对本书做出贡献的所有人，希望本书能够成为所有从事神经系统肿瘤诊疗的临床医生有用的工具。

本书献给广大的癌症病患者及他们的家人和亲友。

萨珊·伽利米

目　录

第 1 章　成人脑肿瘤 ……………………………………………………………… 1

第 2 章　儿童脑肿瘤 ……………………………………………………………… 59

第 3 章　鞍区和鞍旁肿瘤 ……………………………………………………… 101

第 4 章　脊柱肿瘤 ……………………………………………………………… 129

索　引 ……………………………………………………………………………… 211

成人脑肿瘤

Gitanjali V. Patel, Sasan Karimi, Robert J. Young

轴内

概述

转移瘤

脑转移瘤来源于全身恶性肿瘤播散或非邻近的原发性中枢神经系统恶性肿瘤对大脑及其覆盖物的播散。脑实质转移瘤约占全部脑肿瘤的一半[1]。发病率随年龄的增长而增加[2,3]，患病的高峰年龄是65岁，男性略多[1]。轴外转移瘤常见于儿童[3]。患者的生存期取决于病变的大小、数量和位置[2,3]。脑实质转移瘤患者大多预后不良，大多数接受全脑放射治疗患者的中位生存期约为3~6个月[1]。

影像学特征　脑实质转移瘤通常位于大脑半球的灰质与白质交界区及动脉供血区[3]。约15%的转移瘤位于小脑，3%位于基底节[1]。肿瘤播散到脑室及软脑膜的较少[1,3]。有一半的脑转移瘤是单发病变，而另外一半是2个或多个病变[2]。增强扫描多数可强化。可伴有出血及水肿。

G. V. Patel
Department of Radiology, Memorial Sloan-Kettering
Cancer Center, 1275 York Avenue, MRI-1156,
New York, NY 10065, USA
e-mail: gita.patel@gmail.com

S. Karimi • R. J. Young (✉)
Department of Radiology,
New York Presbyterian Hospital/Weill Cornell Medical College,
New York, NY, USA

Neuroradiology Service, Department of Radiology,
Memorial Sloan-Kettering Cancer Center,
1275 York Avenue, MRI-1156, New York, NY 10065, USA
e-mail: karimis@mskcc.org; youngr@mskcc.org

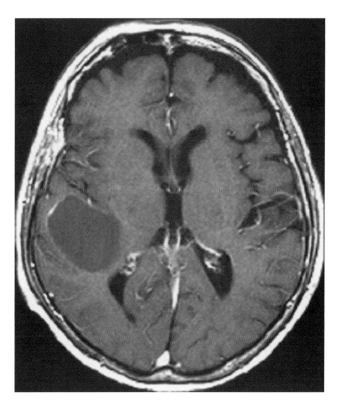

图 1.1　转移瘤。横轴位增强 T1WI 显示右颞枕交界区转移瘤，边缘呈较薄的环形强化。

S. Karimi (ed.), *Atlas of Brain and Spine Oncology Imaging*, Atlas of Oncology Imaging,
DOI 10.1007/978-1-4614-5653-7_1, © Springer Science+Business Media New York 2013

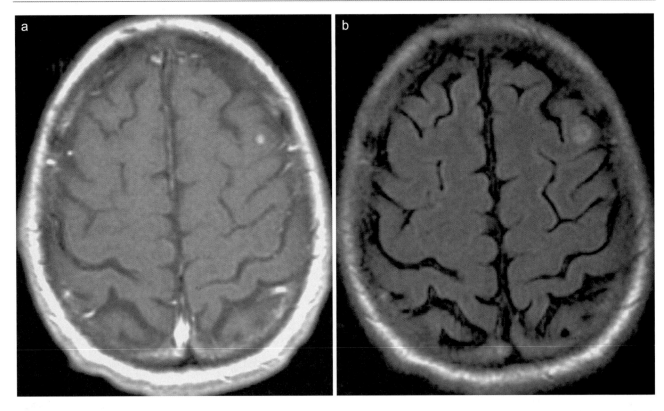

图 1.2 转移瘤。横轴位增强 T1WI (a) 和 FLAIR (b) 图像显示左额中回灰白质交界区一个小的转移瘤，FLAIR 像显示周围轻度水肿呈稍高信号。

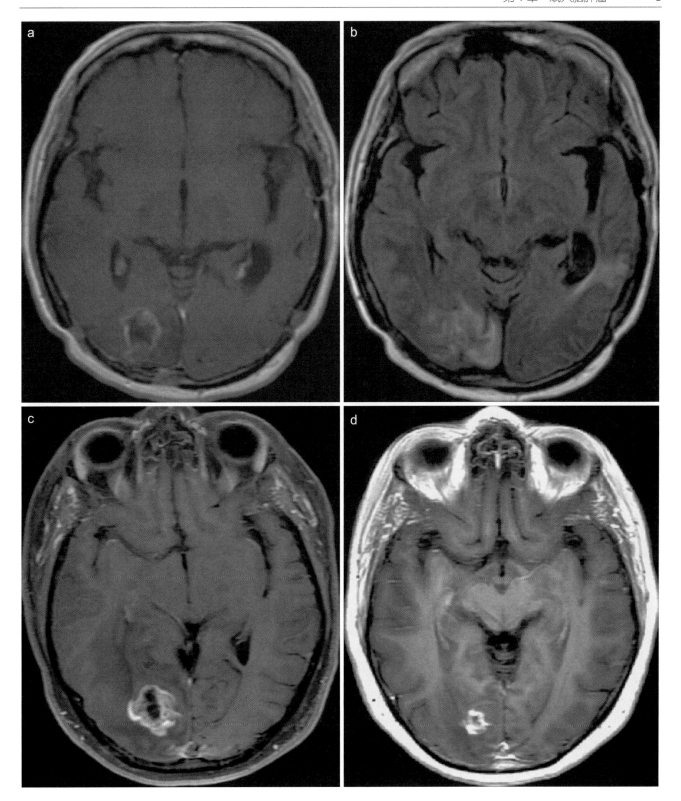

图 1.3 转移瘤。横轴位增强 T1WI (a) 和 FLAIR (b) 图像显示右枕叶不均匀强化的转移瘤。可见左颞开颅术及左侧颞叶术后改变。枕叶的转移瘤在立体定向放射治疗（stereotactic radiosurgery，SRS）后 6 个月，脂肪抑制增强 T1WI (c) 显示在治疗部位增大的肿块，不均匀强化。因为患者无症状，此肿块被认为是放射性坏死，因此没有后续治疗。9 个月后增强 T1WI (d) 显示放射性坏死减少。

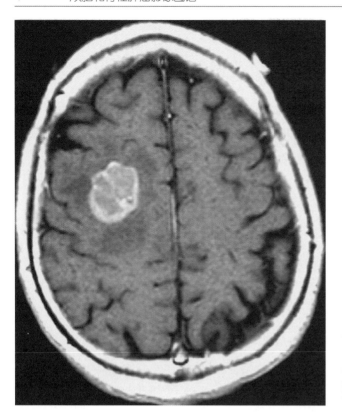

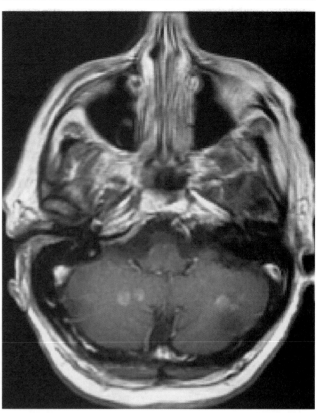

图 1.4   转移瘤。横轴位增强 T1WI 显示右额叶一个较大肿块。周围低信号区提示血管源性水肿。

图 1.5   转移瘤。横轴位增强 T1WI 显示非小细胞肺癌患者小脑多发小转移瘤。

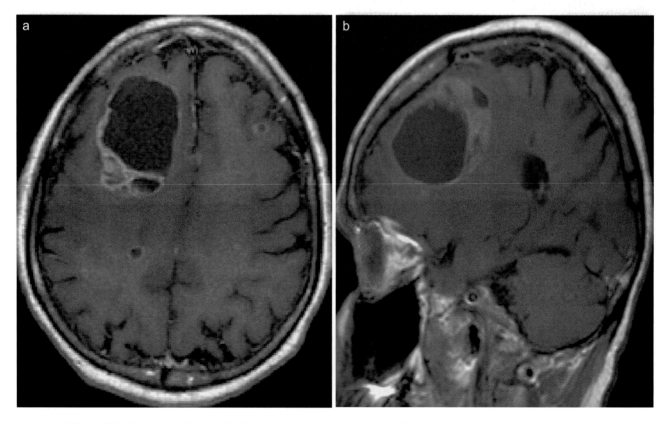

图 1.6   转移瘤。横轴位 (a) 与矢状位 (b) 增强 T1WI 显示右额叶混杂的囊实性转移瘤。此外双额叶内还可见环状强化的囊性或坏死性小转移瘤。

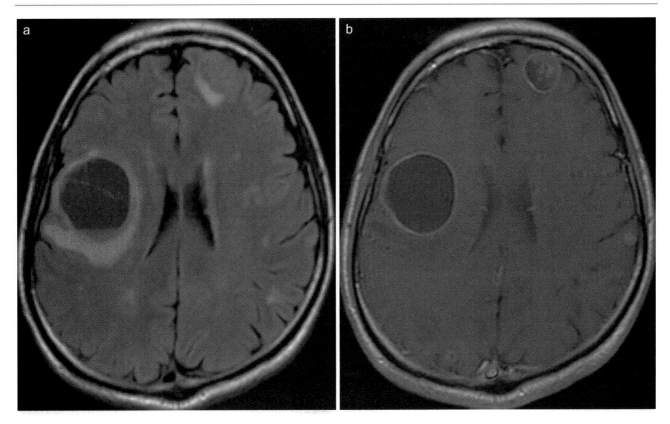

图 1.7 转移瘤。横轴位 FLAIR (a) 和增强 T1WI (b) 显示右额叶囊性转移瘤,FLAIR 图像显示囊内液 – 液(血)平面,提示病灶内出血。

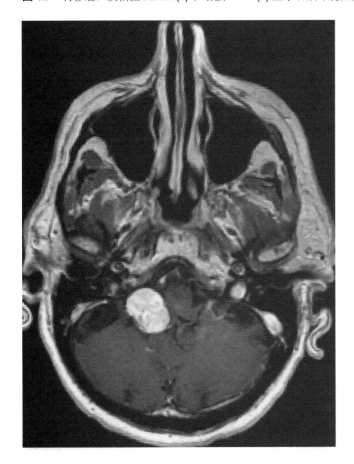

图 1.8 转移瘤。横轴位增强 T1WI 显示肾细胞癌患者脑外转移到右侧 Luschka 孔(四脑室侧孔)的脉络丛。

多形性胶质母细胞瘤

多形性胶质母细胞瘤（glioblastoma multiforme，GBM）是 WHO IV 级脑胶质瘤，病灶局灶性坏死区和毛细血管增生周围出现低分化间变细胞是该肿瘤的特点 [4, 5]。它是最常见的原发性脑肿瘤，占所有颅内恶性肿瘤的 12%~15%，占星形细胞肿瘤的 50%~60%[4]。GBM 的发病率为每 100 000 人有 2~3 例，男女比例为 1.6：1[5, 6]。肿瘤最常发生在 40~70 岁成年人，也可以发生于其他任何年龄 [4]。GBM 生长迅速，预后较差，通常在确诊后 1 年内死亡 [7]。

影像学特征　GBM 表现为不规则的肿块，不均匀强化，常伴有坏死区 [4]。多发生于大脑半球白质，枕叶相对少见 [4, 8]。儿童 GBM 常见于脑干和小脑 [4, 8]。GBM 常通过白质连合纤维束侵及到对侧大脑半球 [8]。通常将穿过胼胝体的 GBM 称为蝶形胶质瘤 [4, 8]。肿瘤边界不清，周围常伴有大片水肿及占位效应 [4, 8]。可合并囊变、坏死、出血，很少有钙化 [4, 8]，但治疗后可能发生矿化。

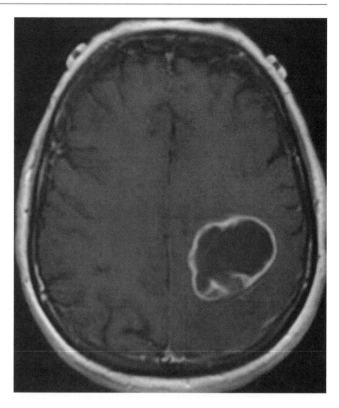

图 1.9　多形性胶质母细胞瘤。横轴位增强 T1WI 显示左顶叶边缘环状强化的 GBM。

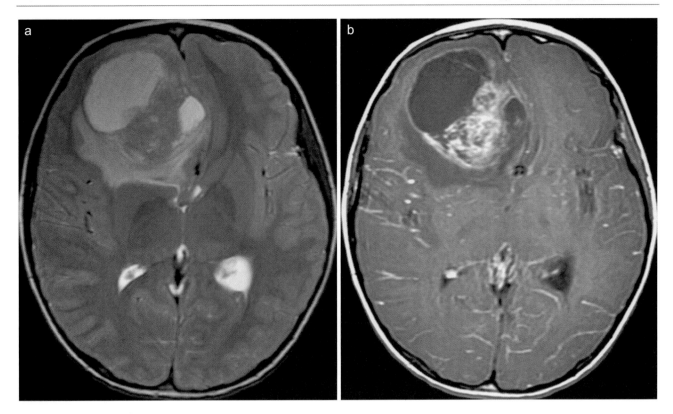

图 1.10　多形性胶质母细胞瘤。横轴位 T2WI (a) 和增强 T1WI (b) 显示 GBM 患者右额叶巨大不均质的、含有囊变和坏死的肿块。T2WI 周围的高信号区为水肿和（或）无强化的肿瘤表现。

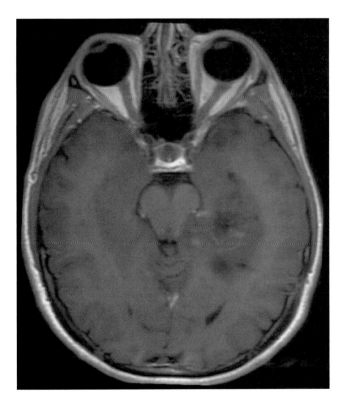

图 1.11　多形性胶质母细胞瘤。横轴位增强 T1WI 显示一个左颞叶内侧的轻度强化、膨胀性生长的 GBM。大多数但不是全部高级别胶质瘤都显示强化。

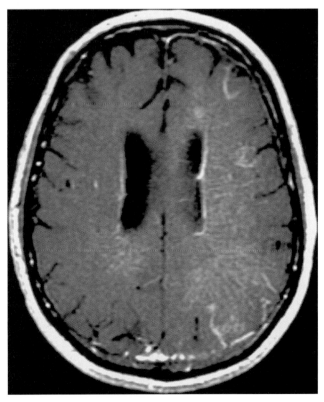

图 1.12　多形性胶质母细胞瘤。横轴位增强 T1WI 显示 GBM 沿血管周围及软脑膜间隙侵入，类似血管侵袭性淋巴瘤。神经类肉瘤病和脑结核也可有类似的征象。

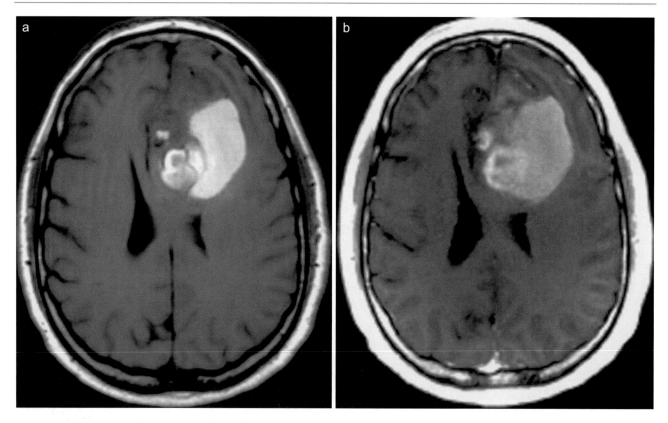

图 1.13　多形性胶质母细胞瘤。横轴位增强前 (a) 和增强后 (b) T1WI 显示左额叶巨大 GBM，累及胼胝体，含有大量出血，T1WI 表现为高信号的亚急性出血。

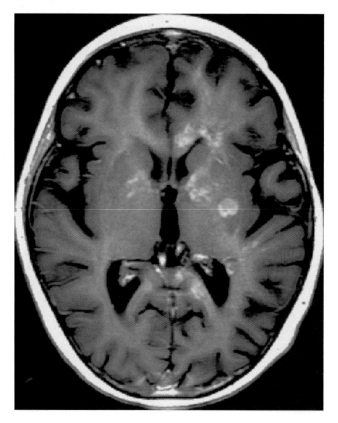

图 1.14　多形性胶质母细胞瘤。横轴位增强 T1WI 显示 GBM 患者在双侧基底节区、脑室周围、胼胝体呈斑片状强化的肿瘤。肿瘤位于脑实质和血管周围间隙。

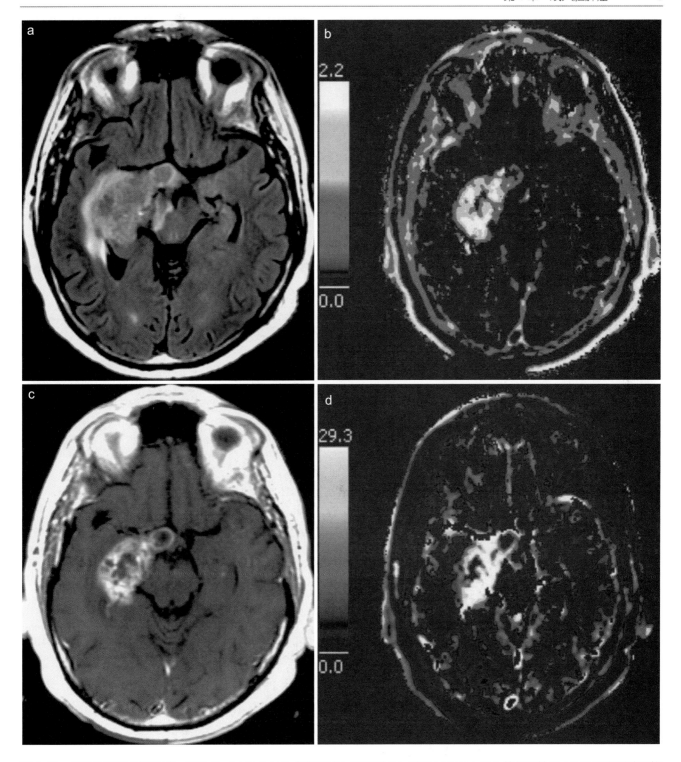

图 1.15 多形性胶质母细胞瘤。横轴位 FLAIR (a)、动态增强脑血容量图 (b)、增强 T1WI (c) 和血管通透性图 (d) 显示右颞叶不均匀强化的 GBM。在脑血容量图上显示有新生的血管 (b)。通透性增加的区域 (d) 与增强区域 (c) 一致。(b, d 见彩图)

低级别星形细胞瘤

低级别星形细胞瘤是 WHO II 级原发性脑胶质瘤,表现为弥漫性浸润和生长缓慢 [9]。它占所有星形细胞肿瘤的 10%~15% [9]。最常发生在 21~40 岁,男性稍多 [9]。其发病率为 0.6/100 000 人年 [10]。患者生存期为初次诊断后 6~10 年 [11]。早期诊断并且全部切除肿瘤,可改善愈后 [11]。几乎所有的低级别星形细胞瘤最终会恶变为高级别胶质瘤、间变性星形细胞瘤或胶质母细胞瘤 [11, 12]。

影像学特征 肿瘤大部分无强化,T2WI 呈高信号,呈膨胀性生长,位于大脑半球 [9]。幕下低级别星形细胞瘤常发生于儿童 [11]。影像上表现为边界清楚的病变,但是活检通常发现邻近脑组织受浸润 [11, 12]。低级别星形细胞瘤在 T2WI 表现高信号,扩散加权像不显示 [9]。这种肿瘤罕见强化、钙化、囊变、出血、水肿 [9]。

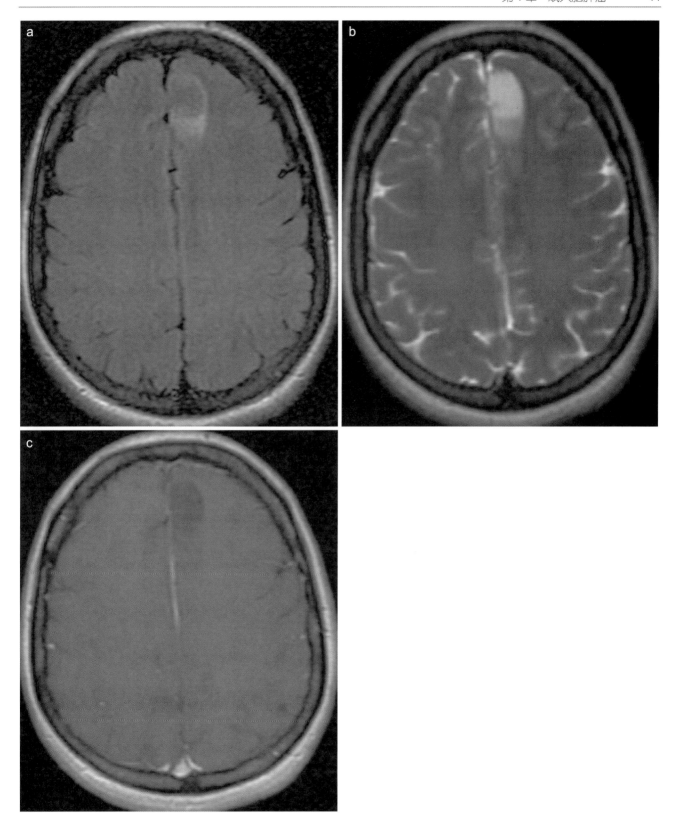

图 1.16　低级别星形细胞瘤。横轴位 FLAIR 像 (a)、T2WI(b) 和增强 T1WI (c) 显示左前额叶中线旁无强化的肿瘤。

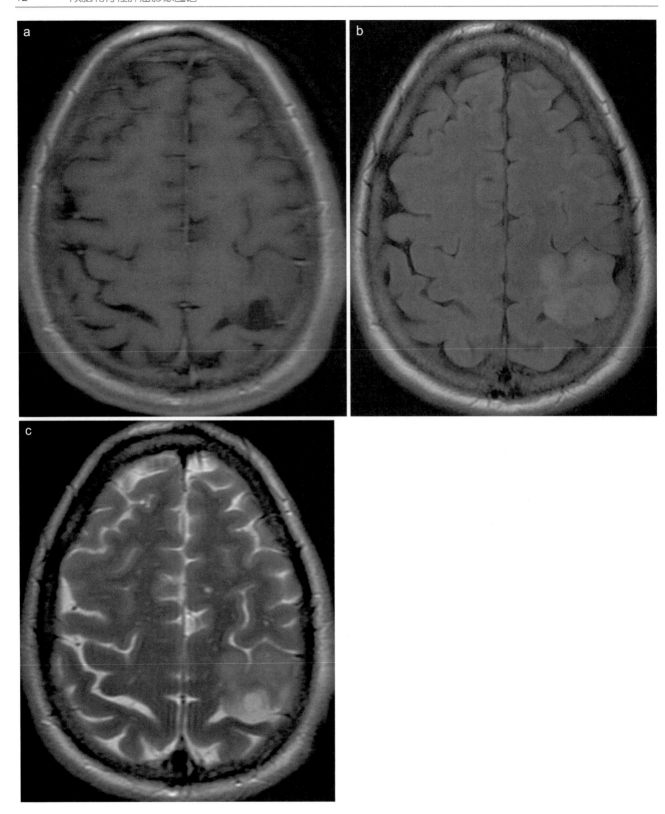

图 1.17　低级别星形细胞瘤。横轴位增强 T1WI (a)、FLAIR (b) 和 T2 WI (c) 显示左额叶后部无强化膨胀性生长的肿瘤,累及运动区。

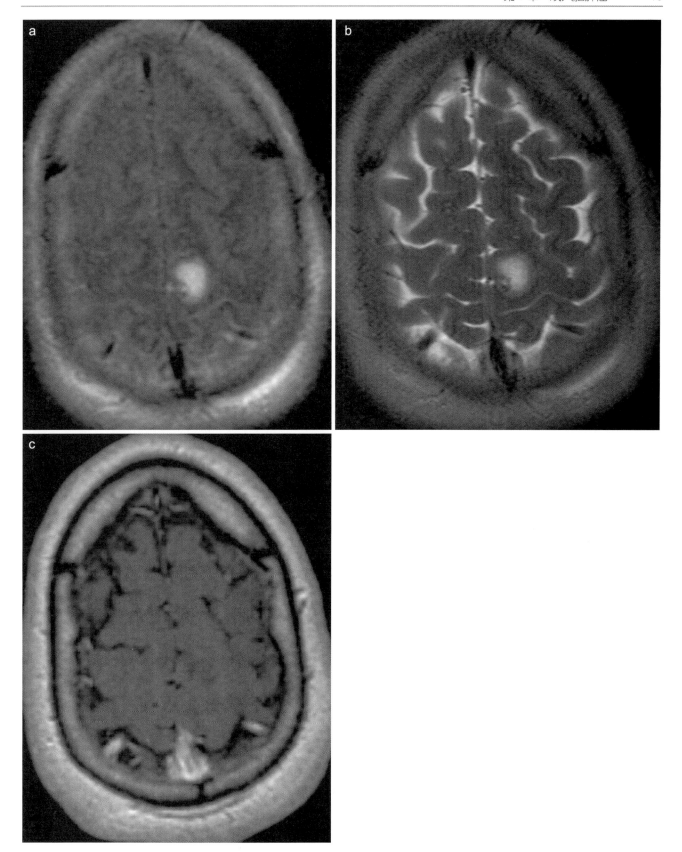

图 1.18　低级别星形细胞瘤。横轴位 FLAIR (a)、T2WI (b) 和增强 T1WI (c) 显示左额叶后部中线旁无强化的肿瘤。

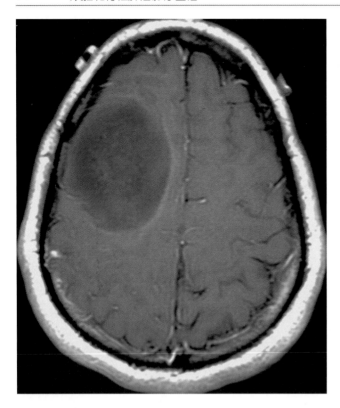

图 1.19 低级别星形细胞瘤。横轴位增强 T1WI 显示右额叶巨大低信号无强化肿瘤。

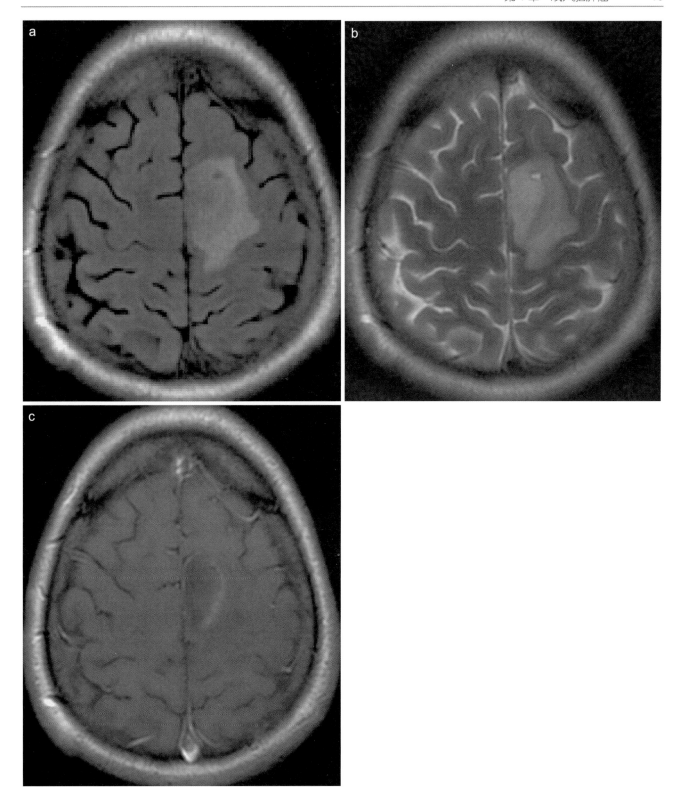

图 1.20　低级别星形细胞瘤。横轴位 FLAIR (a)、T2WI (b) 和增强 T1WI (c) 显示左额叶后部中线旁肿瘤，边缘轻度强化，累及辅助运动区。肿瘤向后延伸累及运动区内缘。

幕上

少突胶质细胞瘤

少突胶质细胞瘤是 WHO II 级原发性脑胶质瘤，高分化，生长缓慢，是最常见钙化的颅内肿瘤 [13,14]。少突胶质细胞瘤占所有原发性颅内肿瘤的 5%~10%，占胶质瘤的 5%~25%[13]。这类肿瘤的发病率是 0.27/100 000 人年，且通常中年发病 [13, 14]。少突胶质细胞瘤患者诊断后生存期为 10 年左右，5 年生存率为 50%~75%[13]。

确诊的年轻患者、强化不明显的患者，以及肿瘤位于额部的患者往往有较好的预后 [13,14]。

影像学特征 典型的少突胶质细胞瘤通常含钙化，位于额叶，累及皮层和皮层下白质 [13]。此类肿瘤边界清晰，通常位于幕上 [13, 15]。位于幕下及脑室内的少突胶质细胞瘤罕见 [13, 15]。这类肿瘤通常含有囊变，而强化、水肿和出血少见 [13]。如果在原有不强化病变的基础上出现新的强化，通常表明病变进展为间变性少突胶质细胞瘤 [14]。

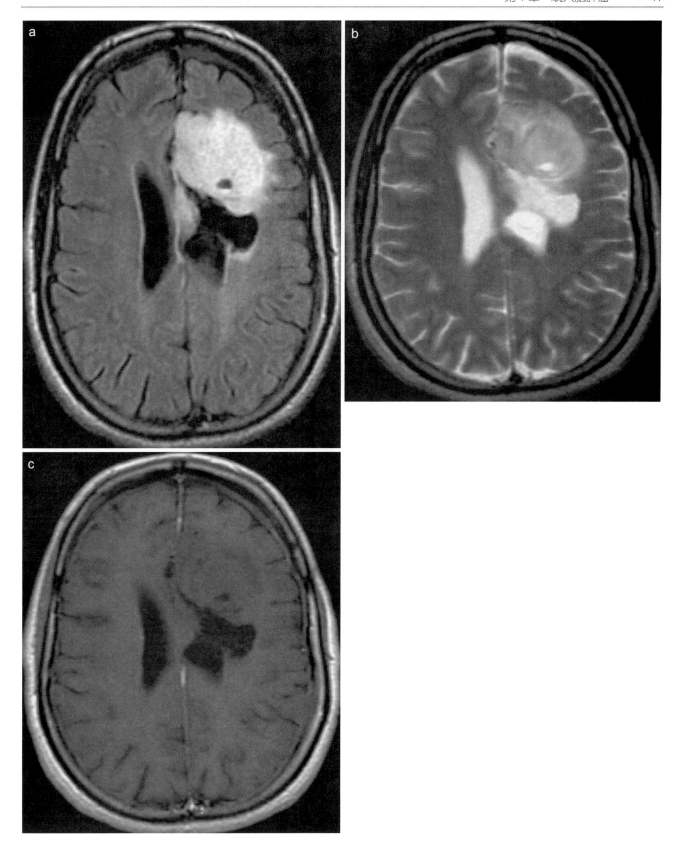

图 1.21　少突胶质细胞瘤。横轴位 FLAIR (a)、T2WI (b) 和增强 T1WI (c) 显示左额叶少突胶质细胞瘤侵及胼胝体。肿瘤内有一个小的囊变区。

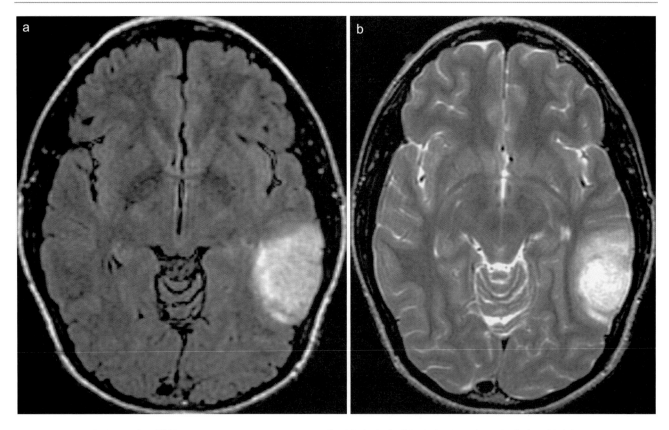

图 1.22　少突胶质细胞瘤。横轴位 FLAIR(a) 和 T2WI(b) 显示典型的少突胶质细胞瘤,部位表浅,轻度膨胀性生长。

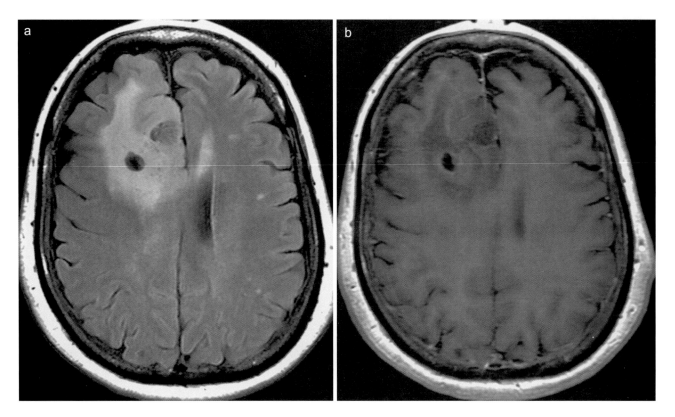

图 1.23　少突胶质细胞瘤。横轴位 FLAIR (a) 和增强 T1WI (b) 显示右额叶少突胶质细胞瘤穿过胼胝体前部。

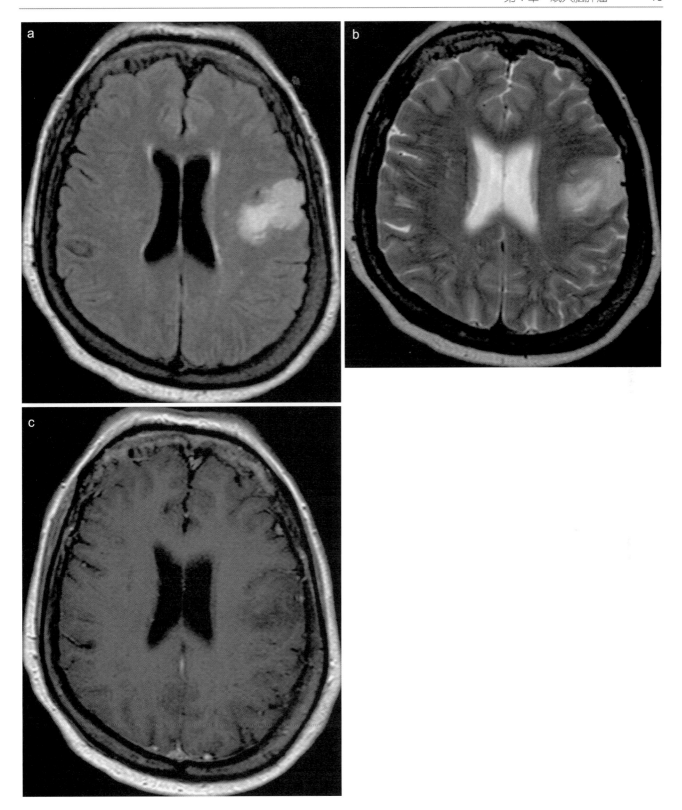

图 1.24 少突胶质细胞瘤。横轴位 FLAIR (a)、T2WI (b) 和增强 T1WI (c) 显示左额后部无强化的少突胶质细胞瘤延伸到脑表面。

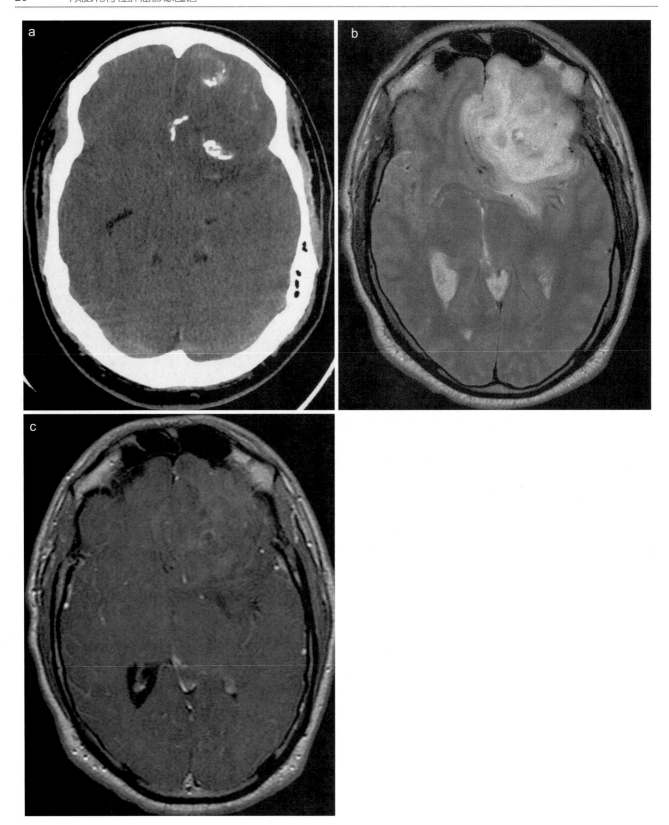

图 1.25 少突胶质细胞瘤。横轴位 CT 平扫 (a)、T2WI (b) 和增强 T1WI(c) 显示左额叶膨胀性生长的少突胶质细胞瘤，瘤内含有钙化并延伸到脑表面。

间变性星形细胞瘤

间变性星形细胞瘤是 WHO III 级脑肿瘤,局部或弥漫性低分化生长,有侵入邻近脑组织的趋势 [16]。其约占全部星形细胞瘤的 1/3,发病率约为 0.4/100 000 人年 [10,17]。高发年龄段约为 50~60 岁,男女比例约为 1.8∶1[17]。它们在性质上有可能是原发的(原发间变性星形细胞瘤)也有可能是继发的(低级别星形细胞瘤恶变)[16]。确诊患者的中位生存期为 2~3 年 [16,17]。

影像学特征　间变性星形细胞瘤边界不清,不均质,最常发生于大脑半球额叶或颞叶白质 [16,17]。大多数病灶显示不均匀增强,很少包含钙化、出血或囊变 [16,17]。病理上,这些缺乏典型坏死的特征是诊断 IV 级胶质母细胞瘤的必要条件 [17]。肿瘤可能会表现弥漫,故肿瘤细胞往往于异常信号区外被发现 [17]。

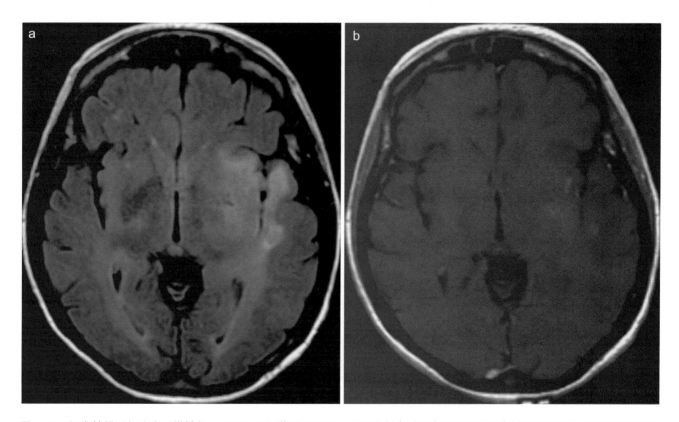

图 1.26　间变性星形细胞瘤。横轴位 FLAIR (a) 和增强 T1WI (b) 显示左侧岛叶和岛周浸润的间变性星形细胞瘤,呈斑片状增强。

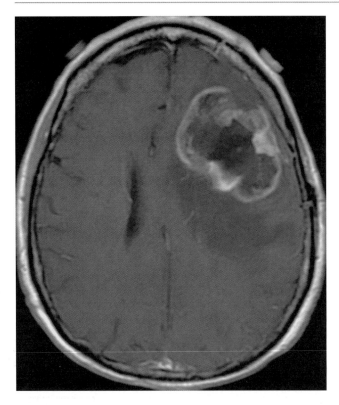

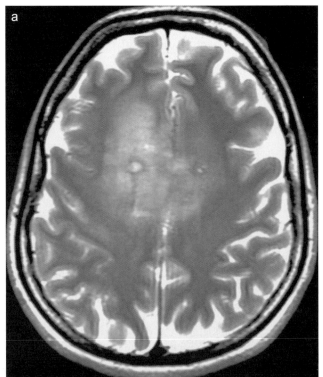

图 1.27　间变性星形细胞瘤。横轴位增强 T1WI 显示左额叶周边不均匀强化的间变性星形细胞瘤。

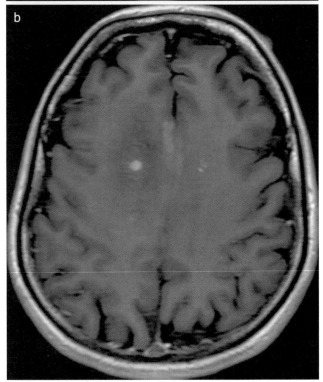

图 1.28　间变性星形细胞瘤。横轴位 T2WI (a) 和增强 T1WI (b) 显示经胼胝体浸润双额叶的间变性星形细胞瘤,呈斑点状强化。

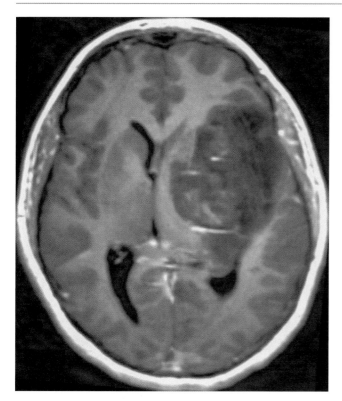

图 1.29 间变性星形细胞瘤。横轴位增强 T1WI 显示左侧大脑半球巨大、呈膨胀性生长,轻度强化的间变性星形细胞瘤。

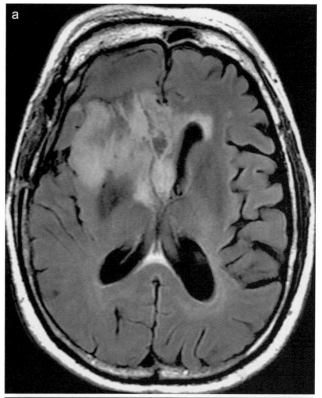

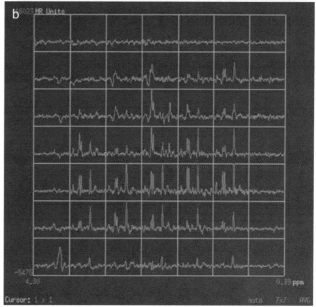

图 1.30 间变性星形细胞瘤。横轴位 FLAIR (a) 和多体素波谱成像 (b) 显示间变性星形细胞瘤和肿瘤周围的正常脑组织。右侧岛叶和基底节区大片浸润生长的肿瘤扩展到胼胝体膝部和透明隔。在多个体素上胆碱肌酸比值明显升高,N- 乙酰天冬氨酸(N-acetylaspartate, NAA)明显降低,符合恶性肿瘤表现。(b 见彩图)

间变性少突胶质细胞瘤

间变性少突胶质细胞瘤是 WHO III 级低分化的胶质肿瘤,有侵入邻近脑组织的倾向 [18, 19]。这类肿瘤发生率比低级别少突胶质细胞瘤低,常发生于中年人 [18, 19]。预后差,确诊后中位生存期为 4 年 [19]。

影像学特征　大多数间变性少突胶质细胞瘤为钙化性肿块,累及皮层和皮层下白质 [19]。这种弥漫性浸润、膨胀性生长的肿瘤大多发生于额叶 [18]。间变性少突胶质细胞瘤典型表现为形态多样的不均匀强化方式 [18, 19]。除了钙化外,出血、囊变、坏死均可在成像序列上出现 [18]。

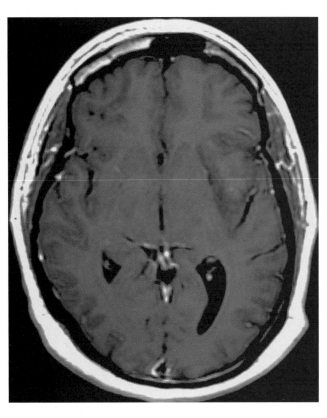

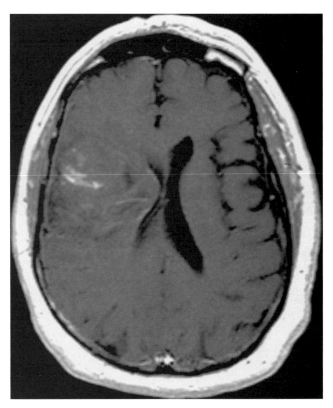

图 1.31　间变性少突胶质细胞瘤。横轴位 T1WI 显示左岛叶和基底节区膨胀性生长的肿瘤,轻度强化。

图 1.32　间变性少突胶质细胞瘤。横轴位 T1WI 显示右额叶巨大的间变性少突胶质细胞瘤延伸到脑表面,肿块大部分无强化。

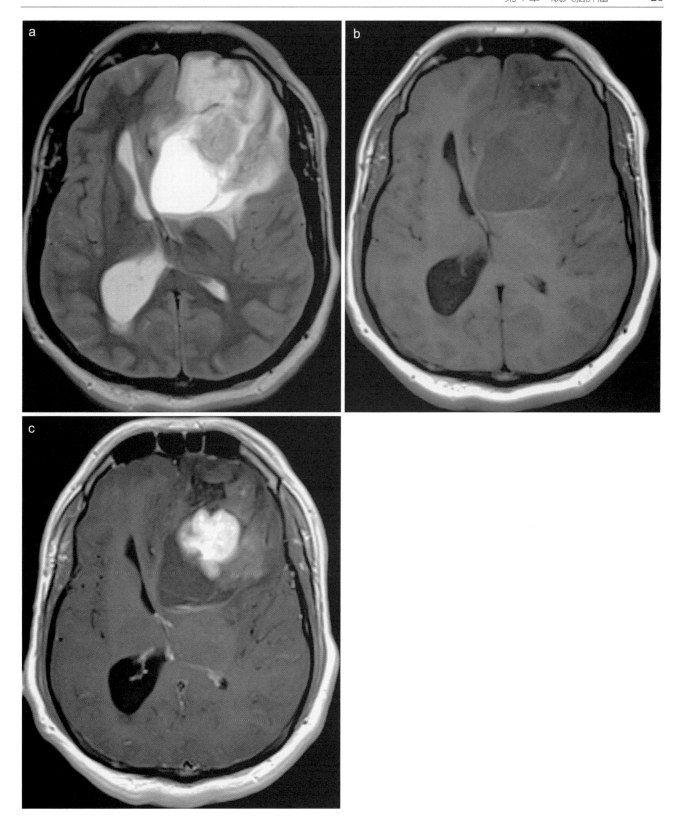

图 1.33　间变性少突胶质细胞瘤。横轴位 T2WI (a)、T1WI (b) 和增强 T1WI(c) 显示左额部巨大间变性少突胶质细胞瘤。特别注意的是基底节区后内侧与强化区域之间的囊变内可见液 – 血平面。肿瘤也延伸到大脑表面。

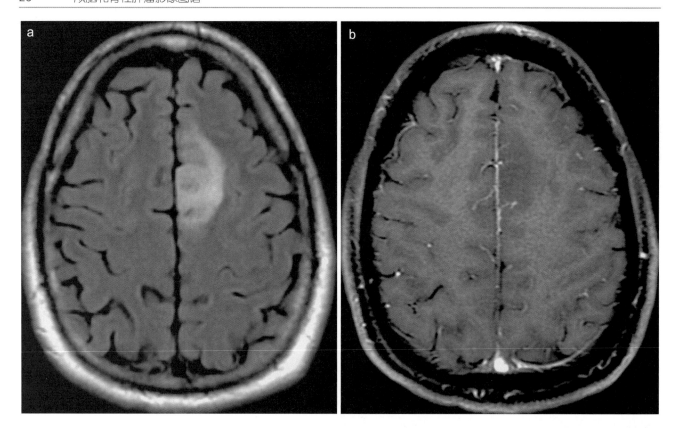

图 1.34 间变性少突胶质细胞瘤。横轴位 FLAIR (a) 和增强 T1WI (b) 显示左侧旁中央区无强化的肿瘤。术后病理显示主要是低级别的少突胶质细胞和局灶性的高级别（间变性）成分。强化通常与高级别病变相关但并不完全是。

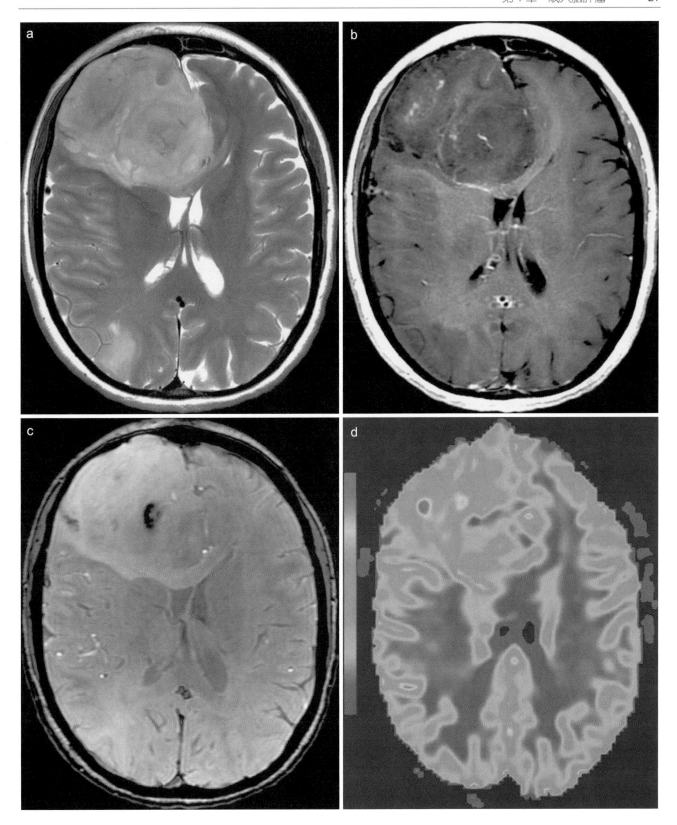

图 1.35　间变性少突胶质细胞瘤。横轴位 T2WI (a)、增强 T1WI (b)、磁敏感加权血管成像（susceptibility-weighted angiography，SWAN）(c) 和横轴位相对脑血容量图（rCBV）(d)。右额叶巨大、膨胀性生长的肿瘤，瘤体大部分无强化，相邻额骨右侧变薄。肿瘤呈局灶性高灌注（在 rCBV 图中红色的区域）。在 SWAN (c) 图中局灶性明显的低信号提示为钙化。注意右顶叶不连续的无强化肿瘤 (a)。（d 见彩图）

大脑胶质瘤病

大脑胶质瘤病是少见弥漫性浸润生长的脑胶质肿瘤,通常累及至少两个脑叶[20, 21]。大脑胶质瘤病可能发生于任何年龄,但41~60岁是一个发病高峰[20]。肿瘤的发生没有性别差异[20, 22]。大脑胶质瘤病患者预后差,一年之内的死亡率约为50%[20]。典型的大脑胶质瘤病通常累及大于两个脑叶及大脑半球白质[20, 22]。该肿瘤比组织学特征显示的更具有浸润性[20]。

影像学特征 在T2WI上,随着受累结构的不断增大,大脑胶质瘤病表现为边界不清的高信号肿块[21]。这些肿瘤大部分无强化或仅表现轻度强化[21]。

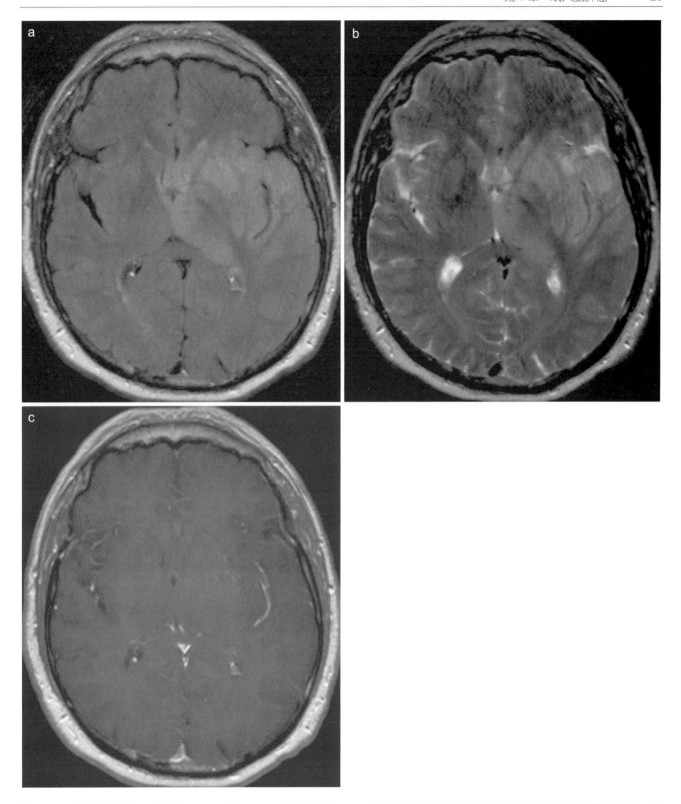

图 1.36　大脑胶质瘤病。横轴位 FLAIR (a)、T2WI (b) 和增强 T1WI (c) 显示左侧大脑半球单发无强化肿瘤，累及颞叶、额叶、岛叶、岛叶下区、基底节、丘脑、透明隔，呈轻度膨胀浸润性生长。

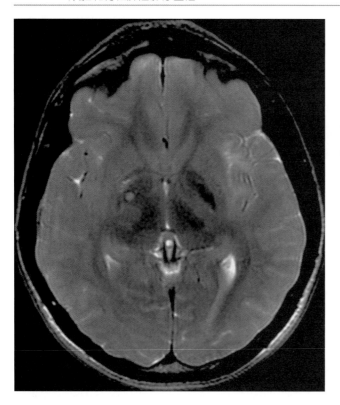

图 1.37　大脑胶质瘤病。横轴位 T2WI 显示左岛叶和岛叶周围区域的高信号,符合大脑胶质瘤病的诊断。

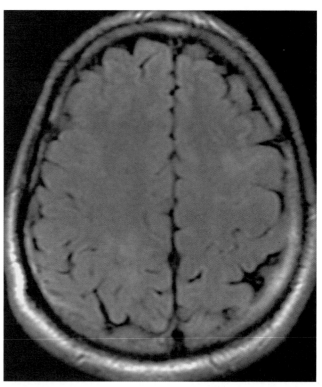

图 1.38　大脑胶质瘤病。经活检证实的大脑胶质瘤病患者,横轴位 FLAIR 显示左额叶和右顶叶多发轻微高信号肿瘤,呈浸润性生长。

原发性中枢神经系统淋巴瘤

这是一种原发性中枢神经系统恶性肿瘤,通常是 B-细胞非霍奇金淋巴瘤(non-Hodgkin lymphoma, NHL)[23]。原发性中枢神经系统淋巴瘤(primary CNS lymphoma, PCNSL)约占所有原发脑肿瘤的 1%~7%,约占所有淋巴瘤的 1%[24]。此类肿瘤的发病率近年来在免疫功能正常和免疫功能低下的患者中均有上升[23, 24]。PCNSL 是确诊艾滋病的一个条件,目前在 AIDS 患者中 PCNSL 发生率达 6%。肿瘤可发生于任何年龄,但在免疫功能低下的患者中发病年龄较早,在免疫功能正常的患者中发病较晚。转移瘤和恶性胶质瘤患者能够从肿瘤全切中获益,而 PCNSL 患者则不能,规范的治疗包括活检确诊后的放疗与化疗[24]。患者应行全脑放疗,因为它是一种弥漫性的疾病,故不像恶性胶质瘤患者只需要接受部分脑组织的放疗即可[24]。治疗后的几个月或者几年内肿瘤可能会在原发部位或者脑组织的其他部位复发[24]。患者中位生存期通常为 17~45 个月,预后较差[23,24]。

影像学特征　大多数的 PCNSL 边界清楚,强化,发生于幕上基底节区或者脑室周围的白质内[24]。额叶和顶叶是常见受累的脑叶[24]。最常累及胼胝体和(或)深部灰质核团[23, 24]。PCNSL 既可单发也可以是多发病变[23, 24]。肿瘤的影像和预后会随着患者的免疫功能状态而发生变化[23]。PCNSL 在免疫功能正常的患者中表现为均匀的病变,但在免疫功能低下的患者中表现为不均匀病变[24]。后者中更易出现出血、钙化和(或)坏死[24]。

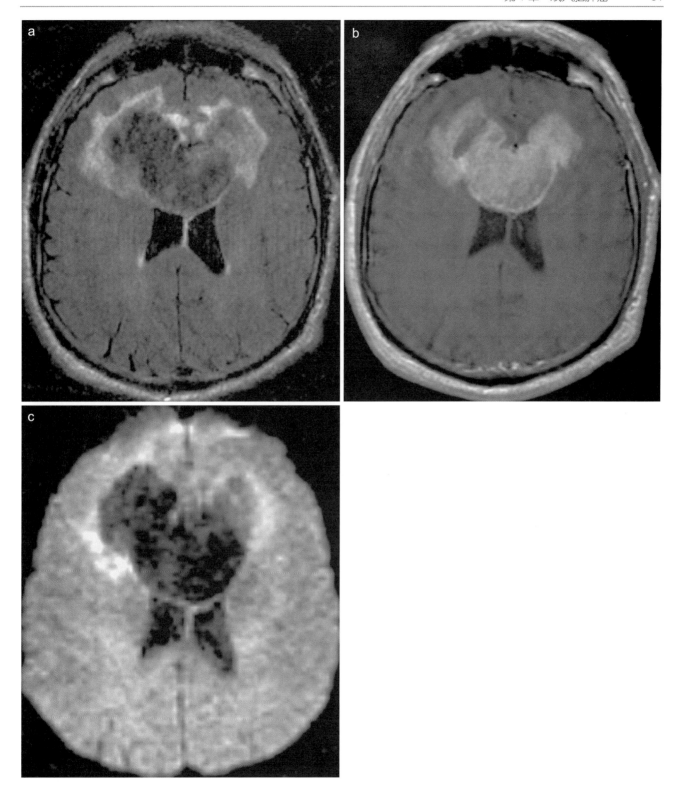

图 1.39 PCNSL。横轴位 FLAIR (a)、增强 T1WI (b) 和扩散加权像（diffusion-weighted imaging，DWI）(c) 显示为蝶形的淋巴瘤。周边扩散受限 (c) 而不是常规的均匀性扩散受限。DWI 和 FLAIR 图像中心低信号的产生，是由于急性出血所致。

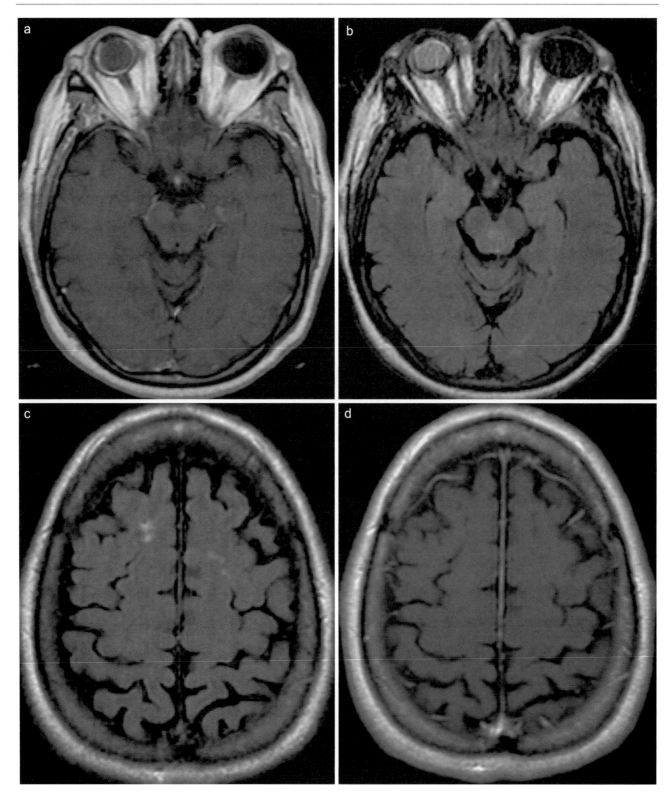

图 1.40 PCNSL。横轴位增强 T1WI (a,d) 和 FLAIR(b,c) 图像显示微小的无强化的异常信号,位于右颞叶中部和右额叶上部。DWI (e,f) 显示了相应部位的扩散受限。(待续)

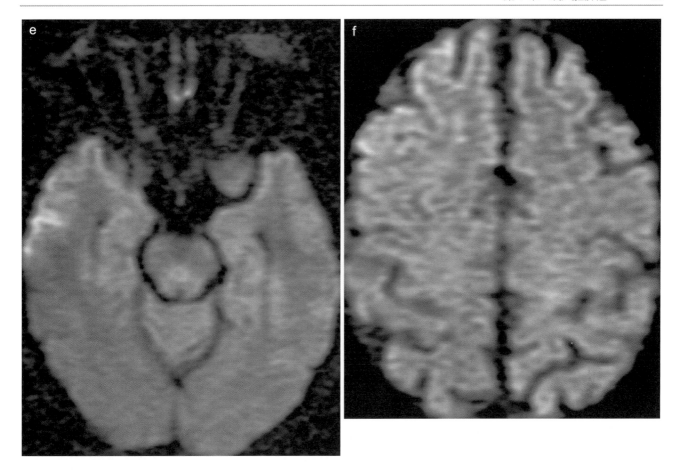

图 1.40（续）

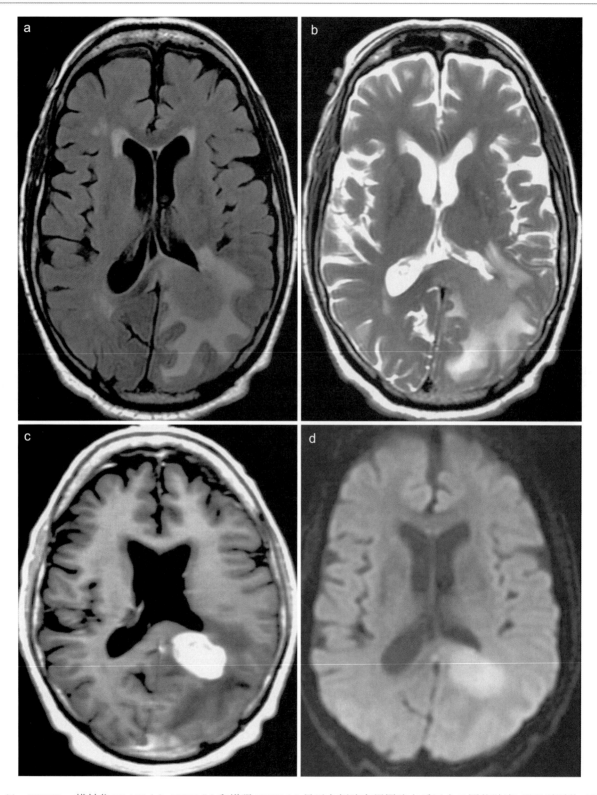

图 1.41　PCNSL。横轴位 FLAIR (a)、T2WI (b) 和增强 T1WI (c) 显示左侧脑室周围脑白质区内云团状肿瘤,累及胼胝体,呈均匀显著强化。可见肿瘤在长 TR（重复时间）的图像上 (a,b) 是等信号,在扩散图像上 (d) 是受限的。

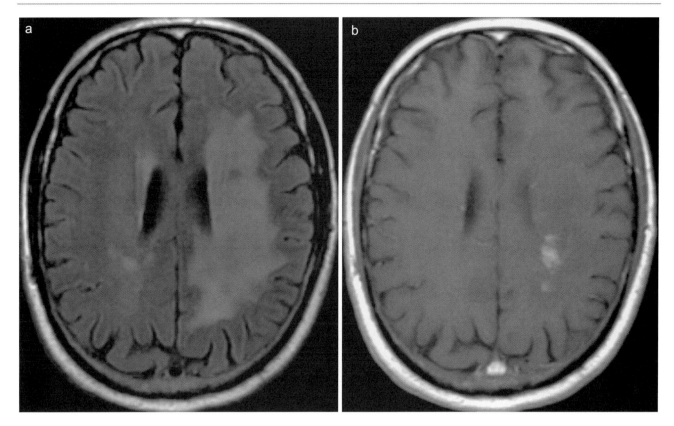

图 1.42　PCNSL。横轴位 FLAIR (a) 和增强 T1WI (b) 显示 PCNSL。位于左额顶叶深部和脑室周围脑白质并累及胼胝体的大范围病变在 FLALR 上显示为高信号 (a),(b) 图显示少量斑片状强化。在 FLAIR 序列上高信号代表不强化的肿瘤和水肿。

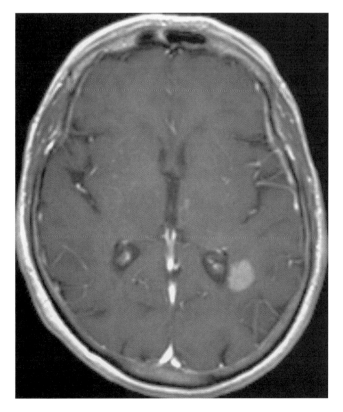

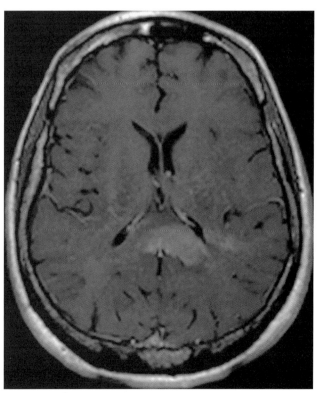

图 1.43　PCNSL。横轴位增强 T1WI 显示左顶叶均匀强化的结节。另外左基底节和左丘脑可见小灶样强化的肿瘤。

图 1.44　PCNSL。横轴位增强 T1WI 显示蝴蝶状的淋巴瘤位于胼胝体压部。

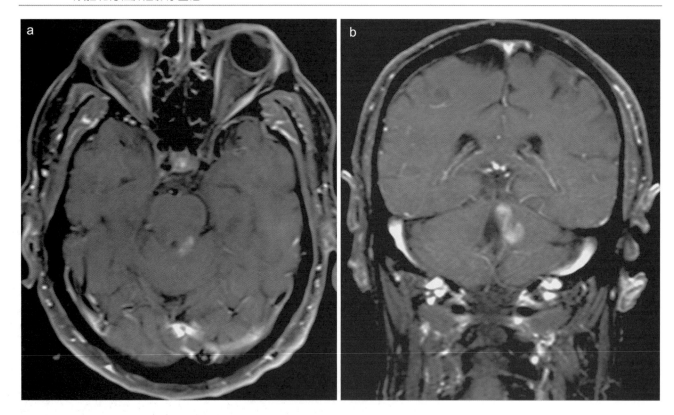

图 1.45 PCNSL。横轴位 (a) 和冠状位 (b) 脂肪抑制增强 T1WI 显示强化的肿瘤由顶盖累及小脑。

成人室管膜瘤

这是一种罕见的由室管膜细胞形成的脑胶质瘤，WHO II 或 III 级 [25]。室管膜瘤可占到成人颅内胶质肿瘤的 5%[25, 26]。这类肿瘤的发病高峰在 35 岁左右，以男性稍多 [25]。成人室管膜瘤预后良好，患者 5 年生存率约为 76%[25, 27]。肿瘤全切配合化疗和放疗可以改善预后 [25,27]。

影像学特征　大多数成人室管膜瘤较大，不均匀强化，发生于幕上脑实质，其次位于脑室内 [25, 28]。相比之下，儿童室管膜瘤常发生于幕下的第四脑室内 [28]。这类肿瘤常包含钙化、囊变和（或）出血 [25, 28]。室管膜瘤随脑脊液播散可达 15%[25]。脊髓成像有助于发现软脑膜播散。

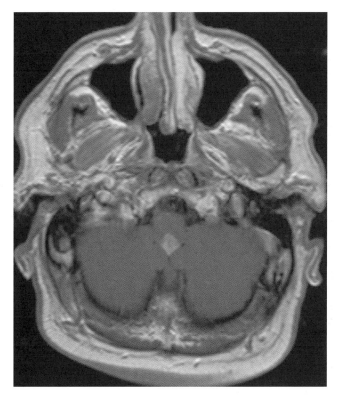

图 1.46 成人室管膜瘤。横轴位增强 T1WI 显示典型的成人后颅窝室管膜瘤,由第四脑室下部向下进入室正中孔。

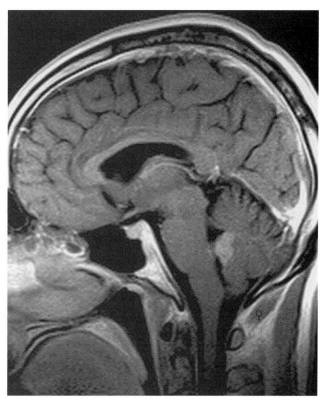

图 1.47 成人室管膜瘤。矢状位增强 T1WI 显示与图 1.46 不同患者的另一个典型的后颅窝室管膜瘤,从第四脑室下部进入室正中孔。

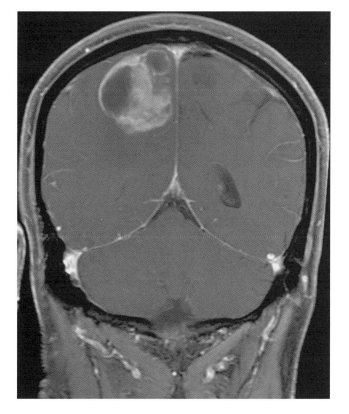

图 1.48 成人室管膜瘤。冠状位增强 T1WI 显示幕上右顶叶室管膜瘤呈不均匀强化,肿块呈囊实性。

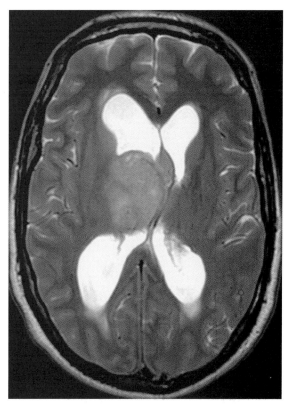

图 1.49 成人室管膜瘤。横轴位 T2WI 显示右丘脑的肿瘤膨胀性生长突向侧脑室,使透明隔偏移,形成梗阻性脑积水。

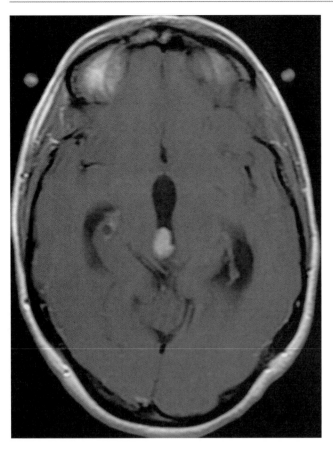

图 1.50　成人室管膜瘤。横轴位增强 T1WI 显示第三脑室后部有一强化肿瘤。

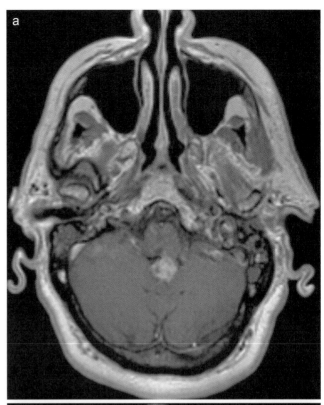

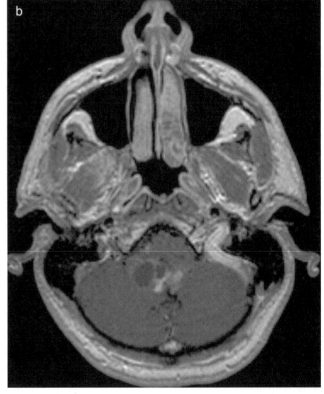

图 1.51　成人室管膜瘤。横轴位增强 T1WI (a，b) 显示第四脑室出口有一不均匀强化肿瘤。

幕下

血管母细胞瘤

血管母细胞瘤是 WHO I 级脑膜相关血管性肿瘤，起源不明[29]。肿瘤约占全部颅内肿瘤的 1%~2%，占后颅窝肿瘤达 10%[29]。多达 40% 的血管母细胞瘤患者具有潜在的 Von Hippel-Lindau 综合征倾向[29]。这些患者比散发血管母细胞瘤患者（最常见于 21~40 岁）的发病年龄早[29, 30]。血管母细胞瘤生长缓慢，预后较好，10 年生存率为 85%。在家族遗传型，平均每两年就可能发生新的血管母细胞瘤，因此建议定期 CNS 筛查[29, 30]。

影像学特征　血管母细胞瘤典型的表现是小脑实质内位置表浅的囊性肿物，通常可见增强的壁结节并紧贴软脑膜表面[29]。多达 90% 的肿瘤位于后颅窝[29, 30]。幕上，特别是视神经通路附近的血管母细胞瘤，通常发生在 Von Hippel-Lindau 综合征患者[30]。在这种富含血管的肿瘤中常出现出血和明显的血液流空[29, 30]。

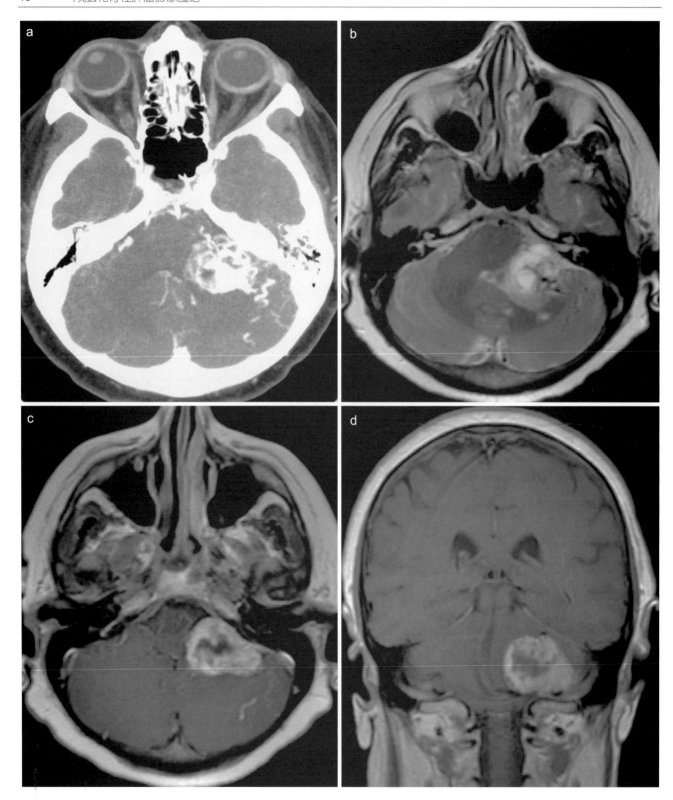

图 1.52 血管母细胞瘤。横轴位增强 CT (a) 显示左侧小脑中脚明显不均匀强化的肿瘤。肿瘤内部和周围明显强化的血管在 T2WI (b) 上表现为血管流空，在横轴位 (c) 和冠状位 (d) 增强 T1WI 上显示为弧线状的强化影。

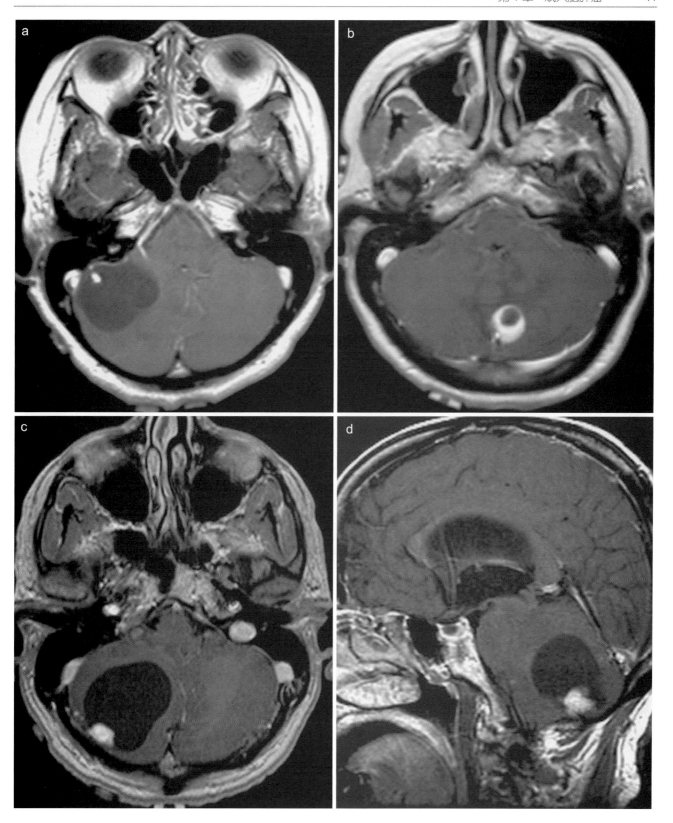

图 1.53　血管母细胞瘤。横轴位 (a~c) 和矢状位 (d) 增强 T1WI 显示四个不同患者中，在小脑可见相似的囊性病灶，内可见增强的壁结节。靠近小脑表浅位置及与软脑膜表面相连为血管母细胞瘤的典型表现。

脑室内

基于病变位置的分类系统是有助于肿瘤的鉴别诊断的方式,可通过使用来自于患者的一般信息和病变的影像特征,能进一步缩小诊断范围。脉络丛的室管膜细胞产生脑脊液,从侧脑室经室间孔入第三脑室,然后通过中脑导水管到第四脑室,并进入脊髓的中央管或通过侧孔和中孔进入蛛网膜下腔。因为侧脑室的前角和中脑导水管没有脉络丛,所以脉络丛的肿瘤一般不发生在这些位置。

中枢神经细胞瘤

中枢神经细胞瘤是一种 WHO II 级的神经上皮肿瘤[31],其发病率不到全部颅内肿瘤的 1%,发生率为 0.02 人年[10]。这种肿瘤约占脑室内肿瘤的一半,好发于 21~50 岁[31]。中枢神经细胞瘤男女发病率相同[31]。首选手术切除通常可治愈[32]。患者有较好的预后,5 年生存率达 81%[31]。

影像学特征　中枢神经细胞瘤多数是边界清楚的分叶状病变,具有特征性的囊实性表现[31,32]。超过 50% 的肿瘤位于侧脑室内,附着于透明隔[31],常阻塞室间孔而继发脑积水[31,32]。通常肿瘤内可见钙化,很少合并出血[31,32]。

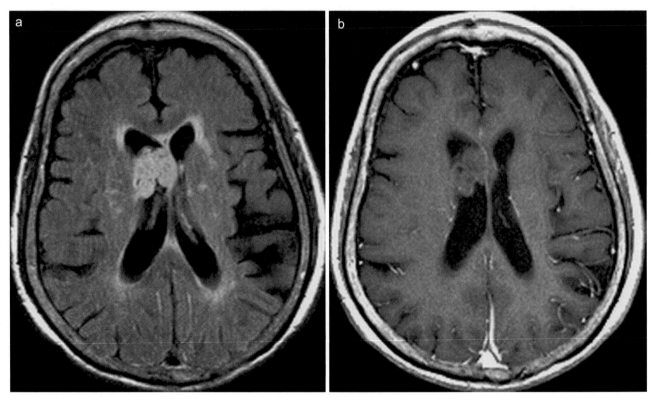

图 1.54　中枢神经细胞瘤。横轴位 FLAIR (a) 和增强 T1WI (b) 显示右侧侧脑室体前部分叶状肿瘤,无明显增强,邻近透明隔受压,并向对侧偏移。

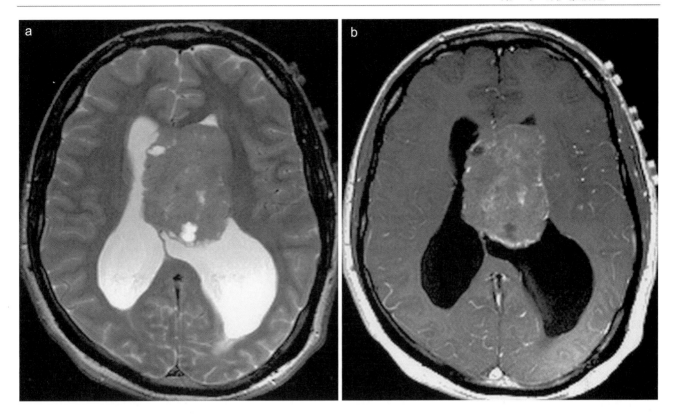

图 1.55　中枢神经细胞瘤。横轴位 T2WI (a) 和增强 T1WI (b) 显示左侧侧脑室内实性肿物，呈轻度不均匀强化，内可见小的囊变灶。由于阻塞室间孔 (图中未显示) 导致轻度脑积水。肿瘤的发病部位及影像表现都是典型的中枢神经细胞瘤。脑室内的少突胶质瘤和室管膜下瘤偶尔也可有类似的表现。

室管膜下瘤

室管膜下瘤是 WHO I 级良性脑肿瘤,起源于高分化室管膜细胞[33]。这种肿瘤是罕见的颅内肿瘤,不足全部颅内肿瘤的 0.1%,发病率约 1/100 万[10,33] 人年。室管膜下瘤常见于 41~60 岁,男性好发[32]。幕上室管膜下瘤切除术后复发率低,预后良好[34]。

影像学特征　室管膜下瘤最常表现为小的分叶状肿块,边界清晰[33,34]。这些肿瘤好发于第四脑室的下部,也可以见于侧脑室、第三脑室和脊髓[33,34]。较大的肿瘤可以发生囊变、钙化和(或)出血[33,34]。特别指出的是,该肿瘤通常无明显强化,相邻脑组织也无水肿[34,35]。

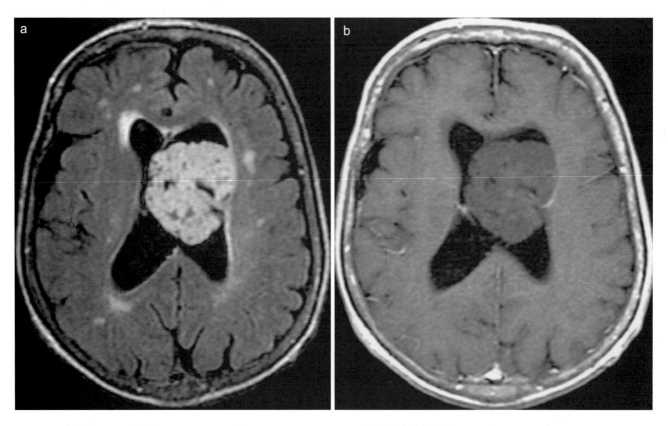

图 1.56　室管膜下瘤。横轴位 FLAIR (a) 和增强 T1WI (b) 显示左侧侧脑室内囊实性肿物,无强化。透明隔向对侧移位,与较年轻患者的中枢神经细胞瘤相似 (见图 1.55)。

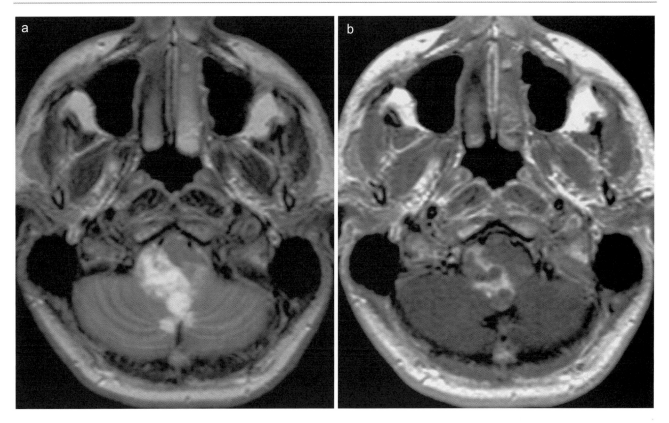

图 1.57　室管膜下瘤。横轴位 FLAIR (a) 和增强 T1WI (b) 显示第四脑室和右外侧孔囊性肿物,呈不均匀强化。在此位置,主要应与室管膜瘤鉴别 (见第 4 章)。

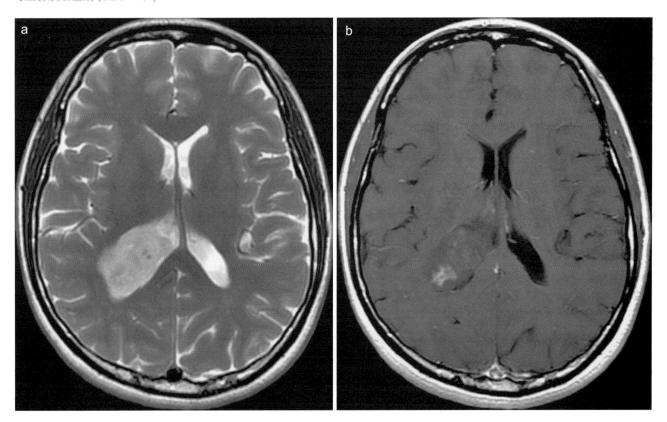

图 1.58　室管膜下瘤。在横轴位 T2WI (a) 和增强 T1WI (b) 显示右侧侧脑室膨胀性生长的肿块,在 T2 上呈高信号,在肿块后缘呈轻度不均匀强化。在脑室内少突胶质细胞瘤或星形细胞瘤中也可能有同样的表现,而与中枢神经细胞瘤不同,后者依附于透明隔上,也与脑膜瘤不同,后者具有明显均匀强化特征。

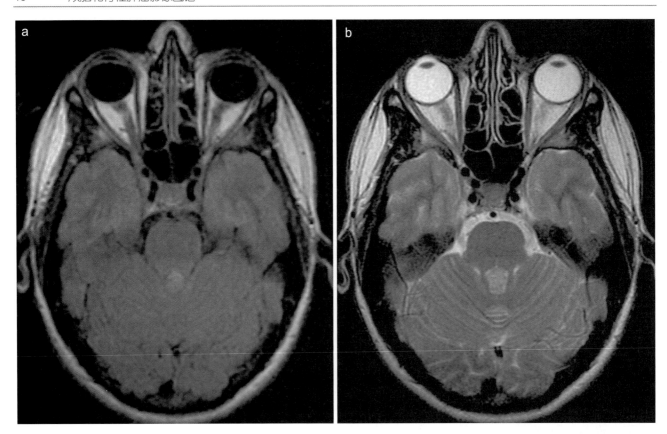

图 1.59   室管膜下瘤。横轴位 FLAIR (a) 及 T2WI (b) 显示高信号膨胀性生长的肿瘤充满四脑室。无明显强化，而该位置其他肿瘤多伴有强化，如室管膜瘤、脉络丛肿瘤或转移瘤。

轴外

"轴外"一词用来定义颅骨内、脑实质之外的间隙。轴外间隙肿瘤即起源于覆盖大脑、脊髓和近端神经根的软脑膜外部的病变。

脑膜瘤

脑膜瘤起源于蛛网膜帽状细胞，是成人最常见的原发性颅内肿瘤[36]。脑膜瘤的年发病率约 6/10 万[10]。发病高峰在中年，女性略多见[36]。脑膜瘤发病有地域性，在非洲常见[36]。这些肿瘤生长缓慢，通常是 I 级肿瘤，手术全切可以治愈[37]。高级别非典型性和间变性脑膜瘤难以完全切除，并且切除后容易复发[36,38]。

影像学特征   脑膜瘤是以硬脑膜为基底的病变，表现均匀一致的明显强化。90% 病灶位于幕上，10% 病灶位于幕下[36,39]。脑膜瘤边界清楚，有广基底的硬脑膜尾征[36,39]。轴外起源肿瘤的特征是脑皮质塌陷和灰白质交界区向内移位及薄的脑脊液间隙[39]。肿瘤内可出现钙化、出血、坏死和（或）囊变[39]。瘤内大量的骨化表明肿瘤不再有生长趋势[36,39]。较大的肿瘤表现辐射状强化，与数字减影血管造影术（digital subtraction angiography，DSA）上表现的延迟染色征象相符，即强化出现早，滞留时间长[36,39]。这种延迟染色征象也见于 MRI 磁敏感动态增强 T2 灌注加权成像，通透性明显增加，时间 – 浓度曲线表现在 T2 灌注加权像上快速下降，或 T1 灌注加权像上快速上升，此后延迟恢复至基线[39]。这种高灌注现象，是因为脑膜瘤位于血脑屏障外，因此通常可以高于高级别胶质瘤和转移瘤灌注的数倍[36,39]，相邻的骨肥厚是特异性征象。

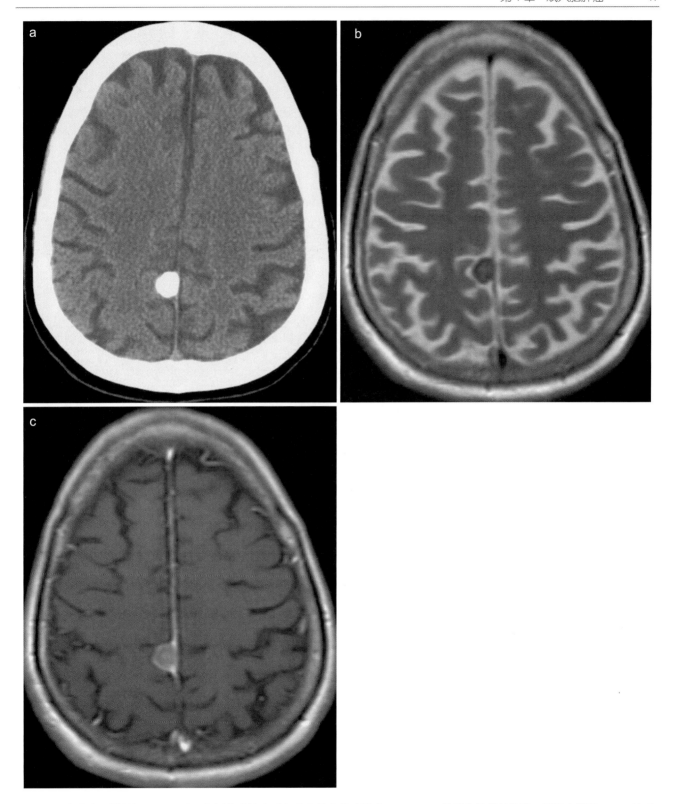

图 1.60　脑膜瘤。横轴位 CT (a) 显示右侧大脑镰旁后部致密骨化的脑膜瘤。T2WI (b) 显示为显著低信号。尽管在增强 T1WI (c) 上有强化，但是致密的骨化提示肿瘤可能没有再生长的潜力。

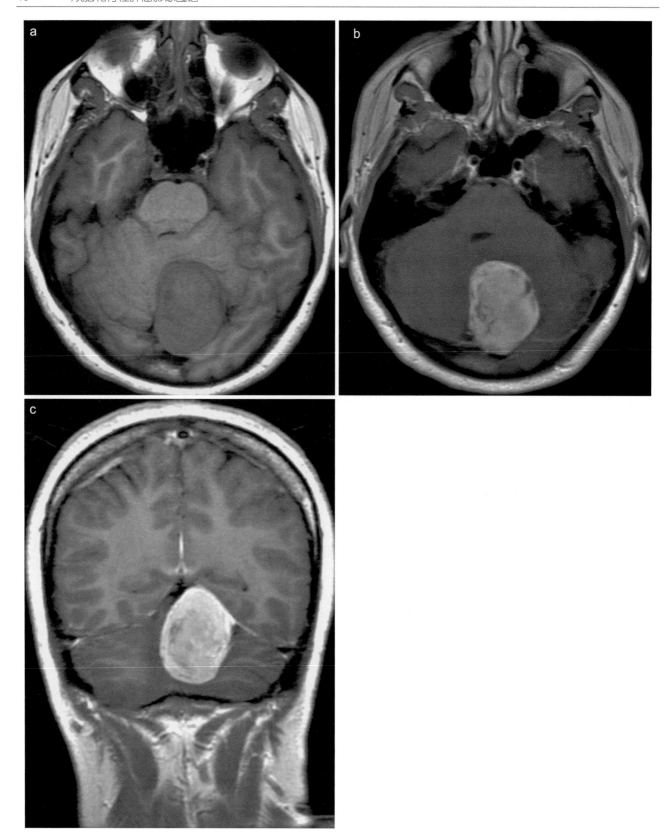

图 1.61　脑膜瘤。横轴位 T1WI (a) 以及横轴位 (b) 和冠状位 (c) 增强 T1WI 显示起源于小脑幕并向下生长至后颅窝均匀强化的肿瘤。

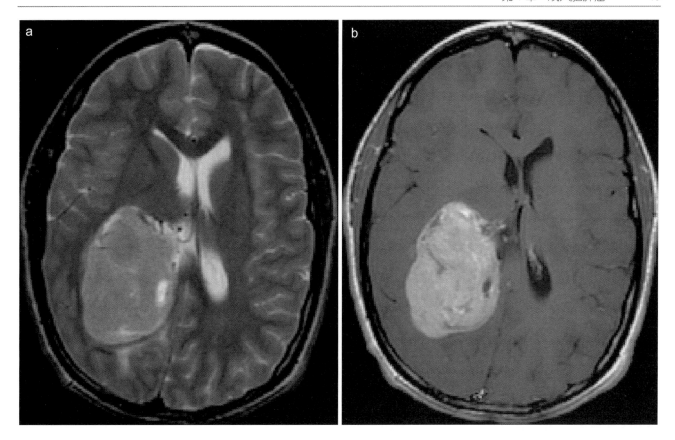

图 1.62　脑膜瘤。横轴位 T2WI (a) 和增强 T1WI (b) 图像显示右侧侧脑室三角区内膨胀生长的肿瘤，明显强化。尽管肿瘤小的囊变类似室管膜下瘤，但是脑膜瘤明显的强化可以与其鉴别，且侧脑室三角区是成人脑膜瘤的最好发部位。

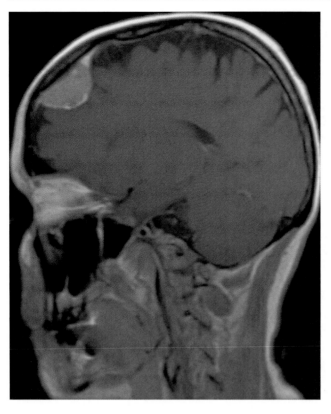

图 1.63　脑膜瘤。矢状位增强 T1WI 显示额部凸面脑膜瘤,可见明显强化的脑膜尾征及相邻额骨的轻度骨质肥厚。

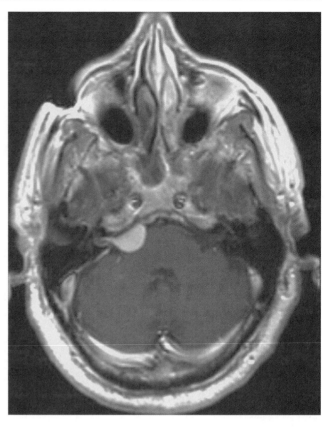

图 1.64　脑膜瘤。横轴位增强 T1WI 显示脑膜瘤位于右侧桥小脑角池内,呈明显均匀强化,可见脑膜尾征,并向后延伸到内听道。与听神经鞘瘤完全不同,后者通常填充并使内听道和内耳孔扩大,多呈不均匀强化。

神经鞘瘤

这是一种缓慢生长的 WHO I 级肿瘤,起源于施万细胞[40],占颅内恶性肿瘤的 8%[40]。几乎所有的神经鞘瘤均源于围绕颅神经的有髓的施万细胞神经鞘[40,41]。超过 50% 的脑实质神经鞘瘤都发生在 30 岁之前[40]。肿瘤手术切除后复发的概率小于 10%[40,41]。对于那些小的不适合外科手术治疗的肿瘤,可以选择放射治疗[40,42]。

影像学特征　大约 90% 的肿瘤来自 VIII 颅神经前庭部分,5% 来自其他颅神经如 V 和 VII[40,41]。颅神经鞘瘤通常是实性的、可强化、没有钙化的轴外肿瘤,通常呈不均匀强化[40,42]。该肿瘤罕见于轴内,邻近脑室及其脑表面[40,42]。典型的脑实质神经鞘瘤表现为边界清楚的囊性病变,伴有明显强化的结节[40,42]。

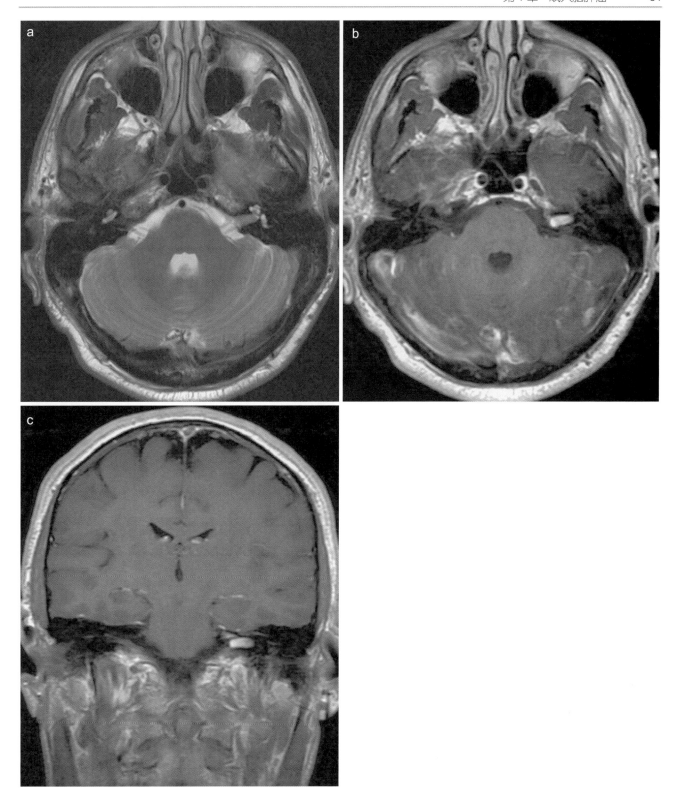

图 1.65　神经鞘瘤。横轴位 T2WI (a) 以及横轴位 (b) 和冠状位 (c) 增强 T1WI 显示一明显强化的管内肿瘤，局限性填充在左侧内听道内。

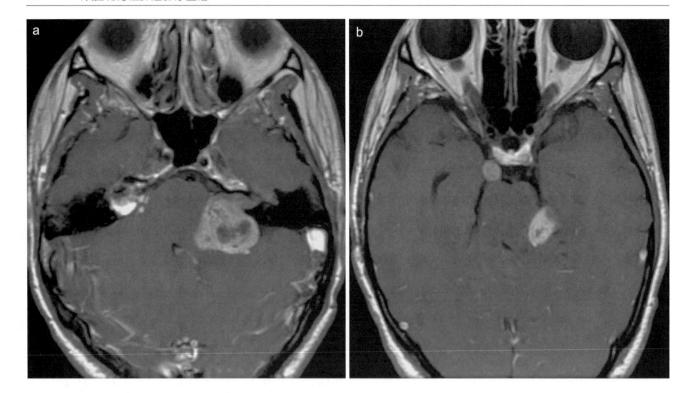

图 1.66   神经鞘瘤。横轴位增强 T1WI (a，b) 显示不均匀强化的左侧前庭神经鞘瘤，肿瘤向左侧内听道内生长，内口增宽，肿块大部分位于桥小脑角池，左侧桥臂受压。尽管肿瘤的中心位于内听道外，但是整个内听道填充和扩大是神经鞘瘤典型的表现。双侧前庭神经鞘瘤的出现（a 图中右侧内听道的较小）可诊断为神经纤维瘤病 II 型。在迈克尔腔内 (a) 还可见双侧第 V 对颅神经鞘瘤。和在右侧鞍上池内 (b) 可见第 III 对颅神经鞘瘤。在环池左侧增强的病灶为前庭神经鞘瘤的顶部。

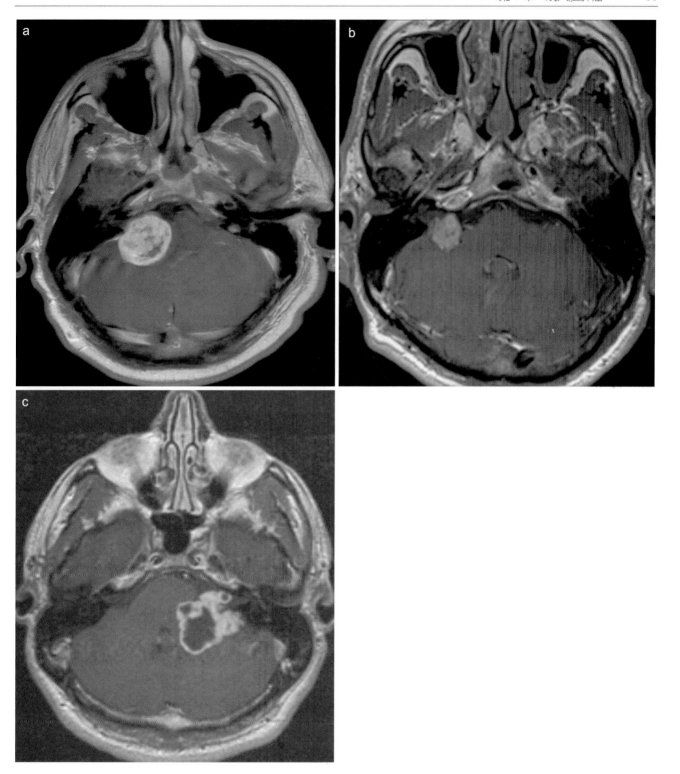

图 1.67　神经鞘瘤。横轴位增强 T1WI (a~c) 显示三位不同患者的前庭神经鞘瘤，均累及第 VIII 对颅神经前庭支的脑池段。内听道不受累罕见，但最好不依此来确诊前庭神经鞘瘤。未经治疗的脑膜瘤不均匀强化少见，其瘤周可出现没有强化边缘的蛛网膜囊肿。

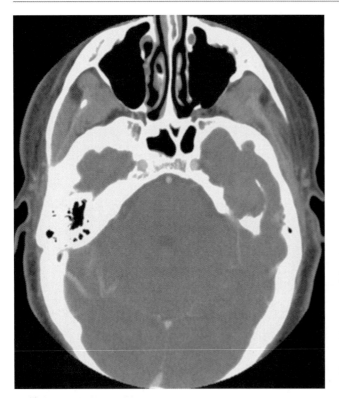

图 1.68   神经鞘瘤。横轴位增强 CT 显示这位第 VII 对颅神经鞘瘤患者的左侧膝神经节区有一膨胀性生长肿瘤，相邻颞骨的平滑塑形与生长缓慢的良性肿瘤相符。

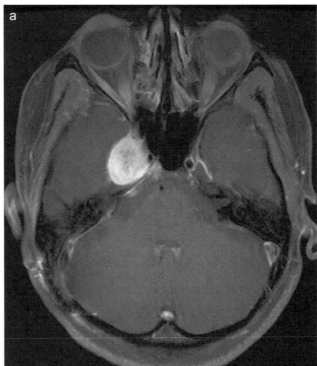

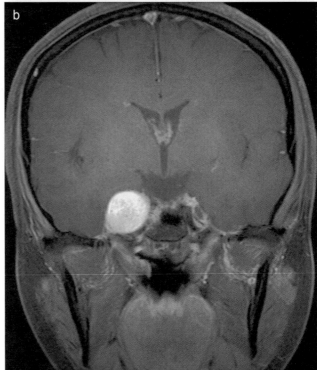

图 1.70   神经鞘瘤。横轴位 (a) 和冠状位 (b) 脂肪抑制增强 T1WI 显示右侧海绵窦外侧强化的肿瘤致右侧迈克尔腔增宽，其为三叉神经或第 V 对颅神经鞘瘤。

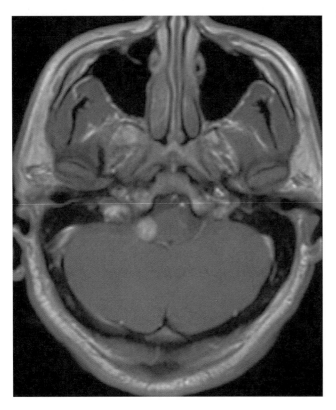

图 1.69   神经鞘瘤。横轴位增强 T1WI 显示右侧第 XII 对强化的颅神经鞘瘤。

血管外皮细胞瘤

　　这是一种间变性肉瘤样间叶细胞肿瘤,包括体内毛细血管的外皮细胞恶变[43]。血管外皮细胞瘤占所有原发性中枢神经肿瘤不到1%,约占脑膜肿瘤的 2%~4%[43]。该肿瘤最常见于 31~60 岁。由于局部复发和远处转移在该肿瘤患者中常见,因此强烈建议进行密切随访[43]。患者预后不乐观,5 年生存率为 5%[43,44]。

　　影像学特征　血管外皮细胞瘤通常位于幕上,常见于枕部,可累及大脑镰、小脑幕或硬膜窦[43,45]。常表现为大的不均质的脑膜病变,不均匀强化并伴有囊变和(或)坏死区[43,45]。该肿瘤可能有宽或窄的硬脑膜基底,不像脑膜瘤通常有宽基底[43,45]。血管外皮细胞瘤不伴有钙化和骨化,但伴有相邻的骨侵蚀和多处血管流空,依此可与脑膜瘤相鉴别[43]。

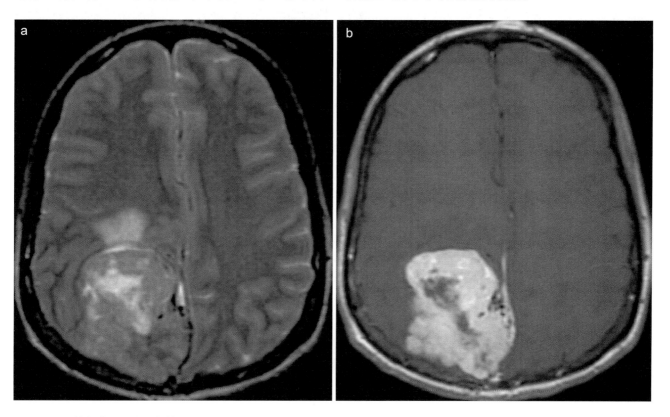

图 1.71　血管外皮细胞瘤。横轴位 T2WI (a) 和增强 T1WI (b) 显示右侧枕部一个大肿瘤,呈不均匀强化,伴有囊性或坏死性病变以及周围轻度脑水肿。肿瘤与大脑后凸面及大脑镰后部呈广基相连,使大脑镰向对侧移位。

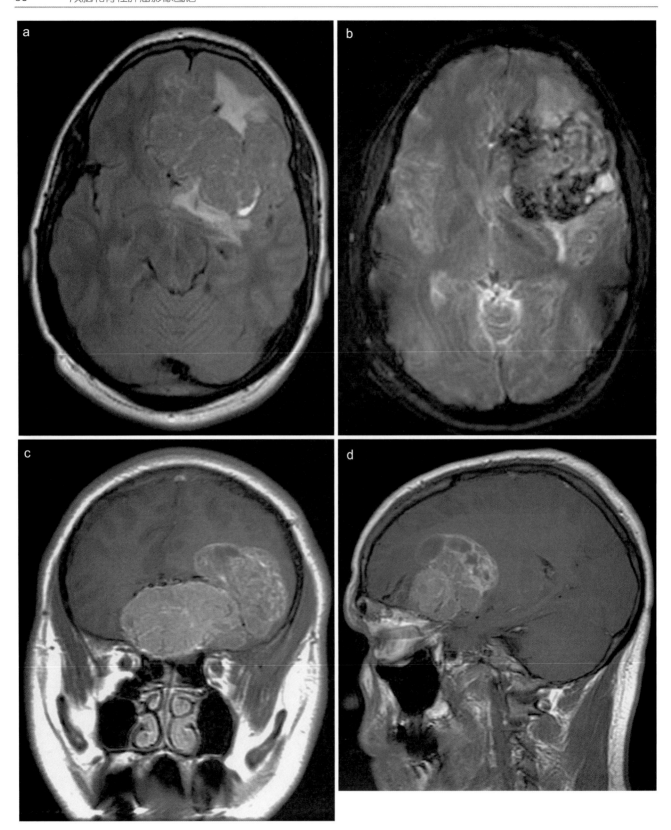

图 1.72　血管外皮细胞瘤。横轴位 FLAIR (a) 和梯度回波 (b) 的图像,以及冠状位 (c) 和矢状位 (d) 增强 T1WI 显示左侧额区呈不均匀强化的大肿瘤,伴梯度回波低信号流空和(或)出血。瘤内没有钙化。

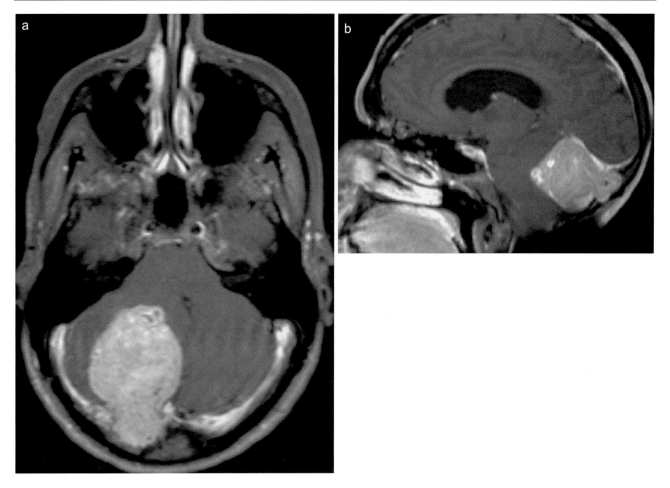

图 1.73　血管外皮细胞瘤。横轴位 (a) 和矢状位 (b) 增强 T1WI 显示右侧后颅窝大的呈明显强化肿瘤。其均匀强化与更为常见的脑膜瘤相似,但其后方侵及枕骨,提示为血管外皮细胞瘤。

参考文献

1. Osborne AG. Neoplasms and tumorlike lesions. In: Mascarenaz AD, Dearth CL, Kaerli M, editors. Diagnostic imaging: brain. Salt Lake City: Amirsys; 2005. p. 140–2.

2. Nussbaum ES, Djalilian HR, Cho KH, Hall WA. Brain metastases. Histology, multiplicity, surgery, and survival. Cancer. 1996;78: 1781–8.

3. Lageraard FJ, Levendag PC, Nowak PJ, et al. Identi fi cation of prognostic factors in patients with brain metastases: a review of 1292 patients. Int J Radiat Oncol Biol Phys. 1999;43:795–803.

4. Osborne AG. Neoplasms and tumorlike lesions. In: Mascarenaz AD, Dearth CL, Kaerli M, editors. Diagnostic imaging: brain. Salt Lake City: Amirsys; 2005. p. 20–3.

5. Ohgaki H, Kleihues P. Population-based studies on incidence, survival rates, and genetic alterations in astrocytic and oligodendroglial gliomas. J Neuropathol Exp Neurol. 2005;64: 479–89.

6. Dobes M, Khurana VG, Shadbolt B, et al. Increasing incidence of glioblastoma multiforme and meningioma and decreasing incidence of schwannoma (2000–2008): fi ndings of a multicenter Australian study. Surg Neurol Int. 2011;2:176.

7. Lacroix M, Abi-Said D, Fourney DR, et al. A multivariate analysis of 416 patients with GBM: prognosis, extent of resection and survival. J Neurosurg. 2001;95:190–8.

8. Altman DA, Atkinson Jr DS, Brat DJ. Best cases from the AFIP: glioblastoma multiforme. Radiographics. 2007;27:883–8.

9. Osborne AG. Neoplasms and tumorlike lesions. In: Mascarenaz AD, Dearth CL, Kaerli M, editors. Diagnostic imaging: brain. Salt Lake City: Amirsys; 2005. p. 8–10.

10. Central Brain Tumor Registry of the United States. CBTRUS statistical report tables: primary brain and central nervous system tumors diagnosed in the United States in 2004–2008. Hinsdale: Central Brain Tumor Registry of the United States; 2012. Available at http://www.cbtrus.org/2007-2008/2007-20081.html . Accessed 12 May 2012.

11. Lote K, Egeland T, Hager B, et al. Survival, prognostic factors, and therapeutic ef fi cacy in low-grade glioma: a retrospective study in 379 patients. J Clin Oncol. 1997;15:3129–40.

12. Recht LD, Bernstein M. Low-grade gliomas. Neurol Clin. 1995;13: 847–59.

13. Osborne AG. Neoplasms and tumorlike lesions. In: Mascarenaz AD, Dearth CL, Kaerli M, editors. Diagnostic imaging: brain. Salt Lake City: Amirsys; 2005. p. 42–4.

14. Celli P, Nofrone I, Palma L, et al. Cerebral oligodendroglioma: prognostic factors and life history. Neurosurgery. 1994;35:1018–34.

15. Jenkinson MD, du Plessis DG, Smith TS. Histological growth patterns and genotype in oligodendroglial tumours: correlation with MRI features. Brain. 2006;129:1884–91.

16. Tortosa A, Viñolas N, Villà S, et al. Prognostic implication of clinical, radiologic and pathologic features in patients with anaplastic gliomas. Cancer. 2003;97:1063–71.

17. Osborne AG. Neoplasms and tumorlike lesions. In: Mascarenaz AD, Dearth CL, Kaerli M, editors. Diagnostic imaging: brain. Salt Lake City: Amirsys; 2005. p. 16–8.

18. Engellard HH, Stelea A, Mundt A, et al. Oligodendroglioma and anaplastic oligodendroglioma: clinical features, treatment, prognosis. Surg Neurol. 2003;60:443–56.

19. Osborne AG. Neoplasms and tumorlike lesions. In: Mascarenaz AD, Dearth CL, Kaerli M, editors. Diagnostic imaging: brain. Salt Lake City: Amirsys; 2005. p. 46–8.

20. Osborne AG. Neoplasms and tumorlike lesions. In: Mascarenaz AD, Dearth CL, Kaerli M, editors. Diagnostic imaging: brain. Salt Lake City: Amirsys; 2005. p. 26–8.

21. Rust P, Ashkan K, Ball C, et al. Gliomatosis cerebri: pitfalls in diagnosis. J Clin Neurosci. 2001;8:361–3.

22. Kim DG, Yang HJ, Park IA, et al. Gliomatosis cerebri: clinical features, treatment and prognosis. Acta Neurochir (Wien). 1998;140: 755–62.

23. Abrey LE, DeAngelis LM, Yahalom J. Long-term survival in primary CNS lymphoma. J Clin Oncol. 1998;16:859.

24. Osborne AG. Neoplasms and tumorlike lesions. In: Mascarenaz AD, Dearth CL, Kaerli M, editors. Diagnostic imaging: brain. Salt Lake City: Amirsys; 2005. p. 122–4.

25. Osborne AG. Neoplasms and tumorlike lesions. In: Mascarenaz AD, Dearth CL, Kaerli M, editors. Diagnostic imaging: brain. Salt Lake City: Amirsys; 2005. p. 52–4.

26. Schwartz TH, Kim S, Glick RS, et al. Supratentorial ependymomas in adult patients. Neurosurgery. 1999;44:721–31.

27. Applegate GL, Marymont MH. Intracranial ependymomas: a review. Cancer Invest. 1998;16:588–93.

28. Koeller KK, Sanberg GD. From the archives of the AFIP: cerebral intraventricular neoplasms: radiologic-pathologic correlation. Radiographics. 2002;22:1473–505.

29. Osborne AG. Neoplasms and tumorlike lesions. In: Mascarenaz AD, Dearth CL, Kaerli M, editors. Diagnostic imaging: brain. Salt Lake City: Amirsys; 2005. p. 114–6.

30. Neumann HP, Eggert HR, Weigel K, et al. Hemangioblastomas of the central nervous system. A 10-year study with special reference to von Hippel-Lindau syndrome. J Neurosurg. 1989;70:24–30.

31. Osborne AG. Neoplasms and tumorlike lesions. In: Mascarenaz AD, Dearth CL, Kaerli M, editors. Diagnostic imaging: brain. Salt Lake City: Amirsys; 2005. p. 80–2.

32. Chen C, Shen CC, Wang J, et al. Central neurocytoma: a clinical, radiological and pathological study of nine cases. Clin Neurol Neurosurg. 2008;110:129–36.

33. Osborne AG. Neoplasms and tumorlike lesions. In: Mascarenaz AD, Dearth CL, Kaerli M, editors. Diagnostic imaging: brain. Salt Lake City: Amirsys; 2005. p. 56–8.

34. Ragel BT, Osborn AG, Whang K, et al. Subependymomas: an analysis of clinical and imaging features. Neurosurgery. 2006;58: 881–90.

35. Koral K, Kedzierski RM, Gimi B, et al. Subependymoma of the cerebellopontine angle and prepontine cistern in a 15-year-old adolescent boy. AJNR Am J Neuroradiol. 2008;29:190–1.

36. Osborne AG. Skull, scalp and meninges. In: Mascarenaz AD, Dearth CL, Kaerli M, editors. Diagnostic imaging: brain. Salt Lake City: Amirsys; 2005. p. 56–8.

37. Palma L, Celli P, Franco C, et al. Long-term prognosis for atypical and malignant meningiomas: a study of 71 surgical cases. J Neurosurg. 1997;86:793–800.

38. Ko KW, Nam DH, Kong DS, et al. Relationship between malignant subtypes of meningioma and clinical outcome. J Clin Neurosci. 2007;14:747–53.

39. Buetow MP, Buetow PC, Smirniotopoulos JG. Typical, atypical and misleading features in meningioma. Radiographics. 1991;11: 1087–106.

40. Osborne AG. Neoplasms and tumorlike lesions. In: Mascarenaz AD, Dearth CL, Kaerli M, editors. Diagnostic imaging: brain. Salt Lake City: Amirsys; 2005. p. 108–10.

41. Colreavy MP, Lacy PD, Hughes J, et al. Head and neck schwannomas – a 10 year review. J Laryngol Otol. 2000;114:119–24.

42. Chung SY, Kim DI, Lee BH, et al. Facial nerve schwannomas: CT and MR fi ndings. Yonsei Med J. 1998;39:148–53.

43. Osborne AG. Neoplasms and tumorlike lesions. In: Mascarenaz AD, Dearth CL, Kaerli M, editors. Diagnostic imaging: brain. Salt Lake City: Amirsys; 2005. p. 118–20.

44. Espat NJ, Lewis JJ, Leung D, et al. Conventional hemangiopericytoma: modern analysis of outcome. Cancer. 2002;95:1746–51.

45. Chiechi MV, Smirniotopoulos JG, Mena H. Intracranial hemangiopericytomas: MR and CT features. AJNR Am J Neuroradiol. 1996;17:1365–71.

儿童脑肿瘤

第2章

Gitanjali V. Patel, Robert J. Young, Sasan Karimi

轴内

幕上脑肿瘤

胚胎发育不良性神经上皮肿瘤

胚胎发育不良性神经上皮肿瘤（dysembryonic

G. V. Patel
Department of Radiology,
Memorial Sloan-Kettering Cancer Center,
1275 York Avenue, MRI-1156, New York,
NY 10065, USA
e-mail: gita.patel@gmail.com

R.J. Young • S. Karimi (✉)
Department of Radiology,
New York Presbyterian Hospital/Weill Cornell Medical College,
New York, NY, USA

Neuroradiology Service, Department of Radiology,
Memorial Sloan-Kettering Cancer Center,
1275 York Avenue, MRI-1156, New York, NY 10065, USA
e-mail: younger@mskcc.org; karimis@mskcc.org

neuroepithelial tumor，DNET）位于脑皮质，生长缓慢，WHO Ⅰ级。发病率占20岁以下青少年颅内肿瘤的2%[1]。常见于儿童及青少年，没有明显性别差异[2]。常见临床症状是难治性癫痫[3]。

影像学特征　表现为楔形、多囊的良性肿瘤，最常见于颞叶[2,3]。DNET无或有轻微占位效应，无瘤周水肿[2]。该肿瘤大小不一，但通常无强化。肿瘤内可有钙化，罕见出血[2]。

神经节细胞胶质瘤

WHO Ⅰ级或Ⅱ级，由胶质细胞和神经节细胞组成[4]。它是颞叶慢性癫痫最常见的病因，发病率占儿童颅内肿瘤的4%[5]。常发生于30岁以下，男性略多于女性[5]。手术完全切除后的患者预后良好。

影像学特征　大多表现为发生于皮质、带有壁结节、边界清晰的囊性包块[4]。发生于青少午者较成年人的病灶更大、囊性成分更多。肿瘤可发生于脑内任何部位，但常见于颞叶及大脑半球表浅部位[4,5]。其增强方式多样，可有钙化[4]。

S. Karimi (ed.), *Atlas of Brain and Spine Oncology Imaging*, Atlas of Oncology Imaging,
DOI 10.1007/978-1-4614-5653-7_2, © Springer Science+Business Media New York 2013

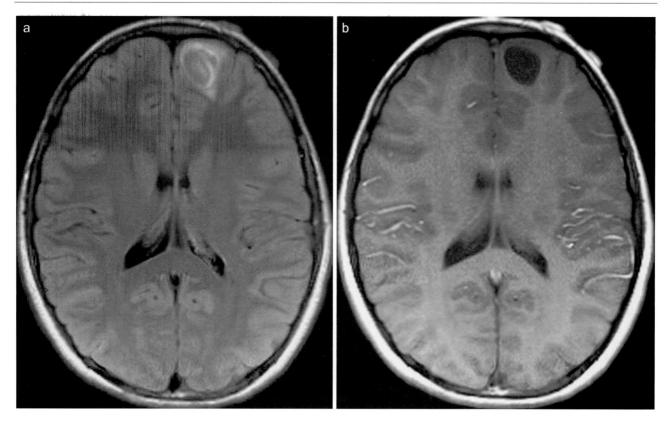

图 2.1 胚胎发育不良性神经上皮肿瘤。横轴位 FLAIR (a) 和增强 T1WI (b)。FLAIR 显示左额叶前部不均匀高信号的囊性肿瘤，无强化，以及瘤周轻度 FLAIR 高信号改变。

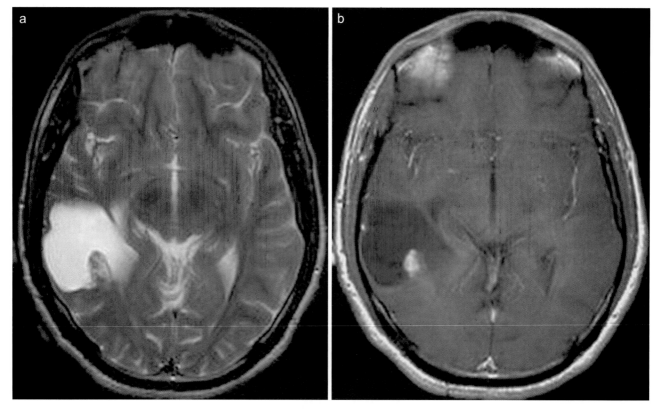

图 2.2 胚胎发育不良性神经上皮肿瘤。横轴位 T2WI (a) 和增强 T1WI (b) 显示右颞叶皮层 / 皮层下囊性灶，后部有一强化的壁结节。

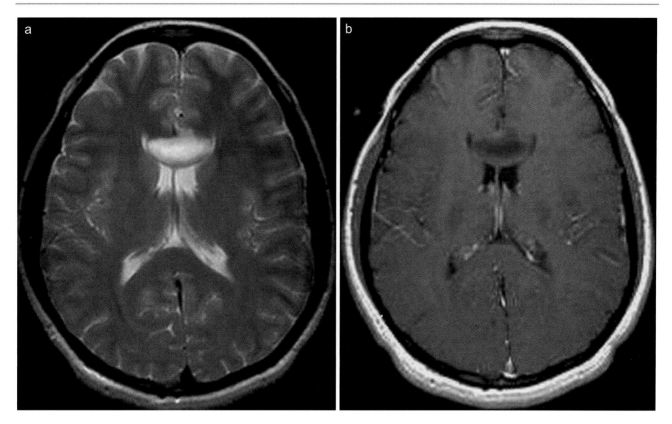

图 2.3　胚胎发育不良性神经上皮肿瘤。横轴位 T2WI (a) 和增强 T1WI (b) 显示胼胝体膝部无强化的膨胀性囊样肿瘤。尽管发生部位不常见，但经活检证实为 DNET。

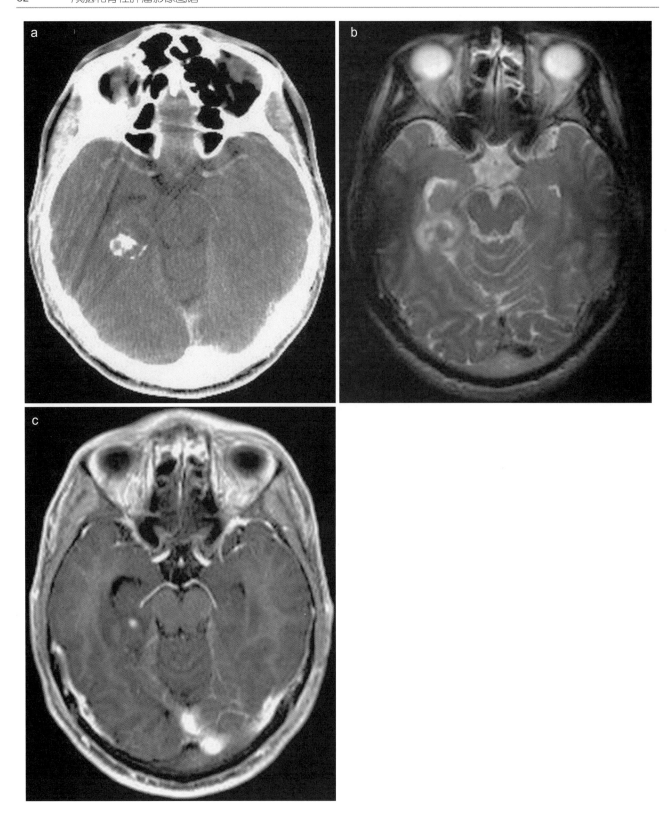

图 2.4   神经节细胞胶质瘤。横轴位 CT 平扫 (a)、T2WI (b) 及增强 T1WI (c) 显示右颞叶内侧钙化的不均质肿瘤，伴结节状强化。青少年颞叶癫痫病灶是神经节细胞胶质瘤的特征性表现。

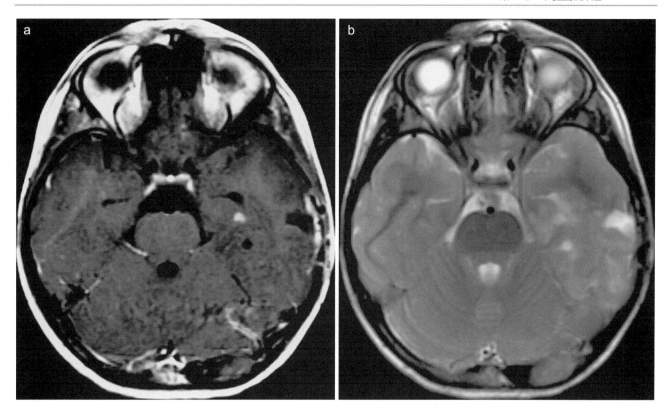

图 2.5 神经节细胞胶质瘤。横轴位增强 T1WI (a) 和 T2WI (b) 显示 6 岁男童左颞内侧强化结节，T2WI 图像显示病变蔓延至所见颞叶大部（前部颞极未受累）。

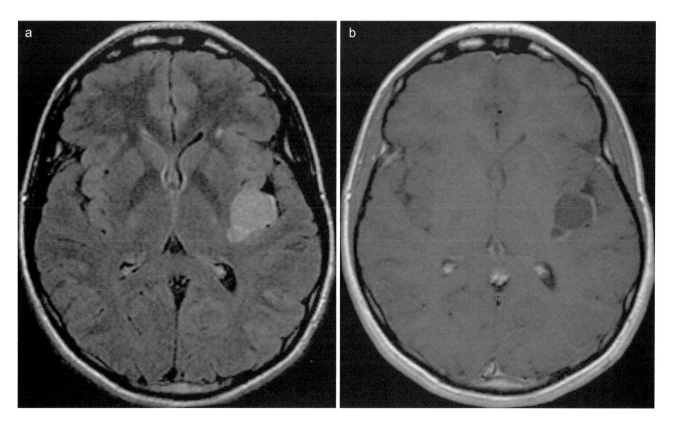

图 2.6 神经节细胞胶质瘤。22 岁患者横轴位 FLAIR (a) 和增强 T1WI (b) 显示 FLAIR 上高信号肿瘤，左岛叶后部及岛叶下可见周边弧线状强化。

幕下脑肿瘤

非典型畸胎样横纹肌肉瘤

非典型畸胎样横纹肌肉瘤（atypical teratoid rhabdoid tumor, ATRT）是一种罕见的、WHO Ⅳ 级恶性脑肿瘤 [6]，发病率占所有儿童脑肿瘤的 3%，占 3 岁以下儿童中枢神经系统恶性肿瘤的 20% [6,7]。15%~20% ATRT 病例表现为播散性病灶 [6]。在新生儿或婴幼儿显示恶性脑肿瘤时，应首先考虑该病 [7]。ATRT 预后差，中位生存期仅 6 个月 [6,7]。

影像学特征　大约半数 ATRT 表现为幕下桥小脑角、小脑和（或）脑干的较大肿瘤 [7]。典型表现为较大的不规则占位，增强后不均匀强化 [7]。瘤内通常可见囊变、出血和（或）钙化。较大的肿瘤经常压迫第四脑室导致脑积水。为寻找播散病灶，需行全中枢神经系统影像检查。

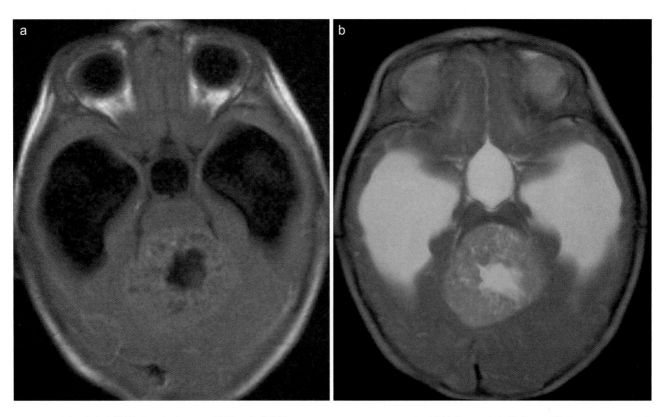

图 2.7　非典型畸胎样横纹肌肉瘤。4 月龄婴儿的横轴位 FLAIR (a)、T2WI (b) 以及横轴位 (c) 和矢状位 (d) 增强 T1WI 显示以小脑上池为中心的膨胀性肿瘤，病灶中心可见囊性 / 坏死性改变，轻度不均匀强化；由于压迫中脑导水管及第四脑室，导致重度梗阻性脑积水，伴侧脑室及第三脑室显著扩张。上述是新生儿 ATRT 的典型影像学表现。患儿同时患左肾横纹肌肉瘤 (e)。脑和肾肿瘤均是由于第 22 号染色体 INI1/hSNF5 肿瘤抑制基因缺失导致。（待续）

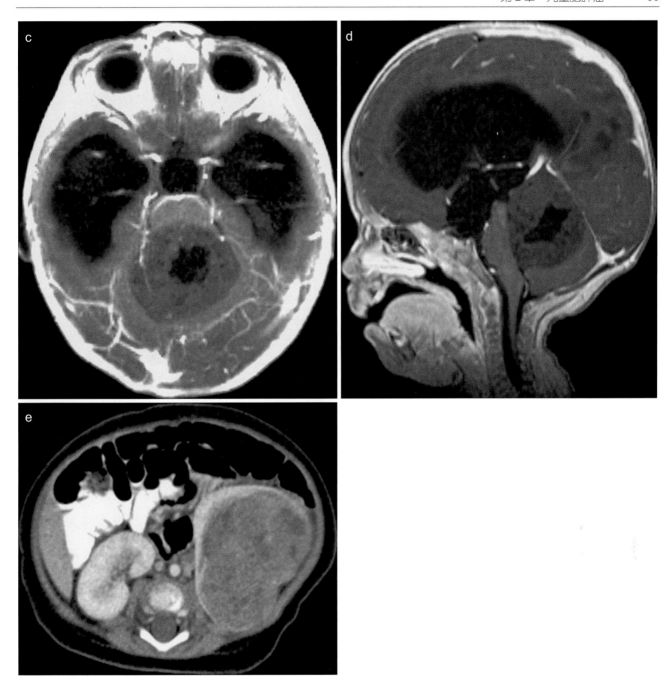

图 2.7（续）

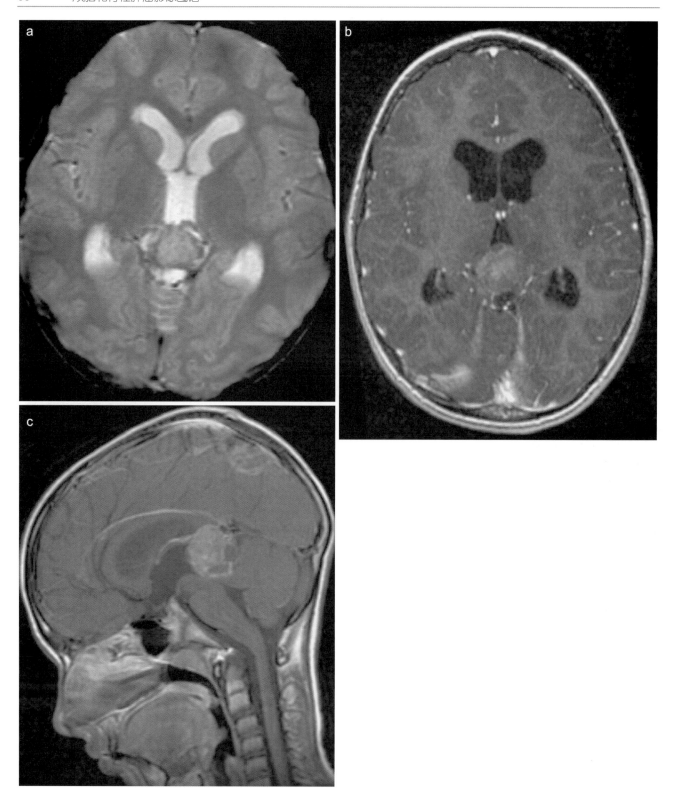

图 2.8　非典型畸胎样横纹肌肉瘤。6 岁患儿的横轴位 T2WI (a) 以及横轴位 (a) 和矢状位 (c) 增强 T1WI 显示松果体区有一不均匀强化肿瘤，伴第三脑室后部和中脑水管缺失，导致轻度梗阻性脑积水。

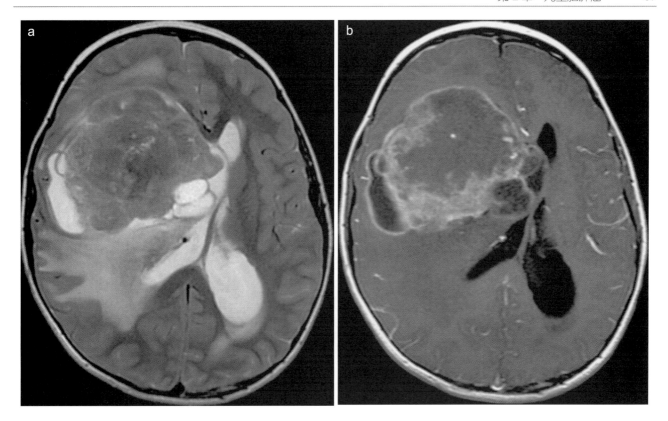

图 2.9 非典型畸胎样横纹肌肉瘤。9 岁女童的横轴位 T2WI (a) 和横轴位增强 T1WI (b) 显示右额叶和右侧基底节区有一巨大的不均匀强化肿瘤，伴显著的囊性 / 坏死性病变及明显的 T2 高信号水肿围绕。占位效应使中线向对侧移位。尽管侧脑室受压，但室间孔水平只有轻度梗阻性脑积水（此图未显示），以及脑脊液穿透室管膜引起的轻度间质性脑水肿。

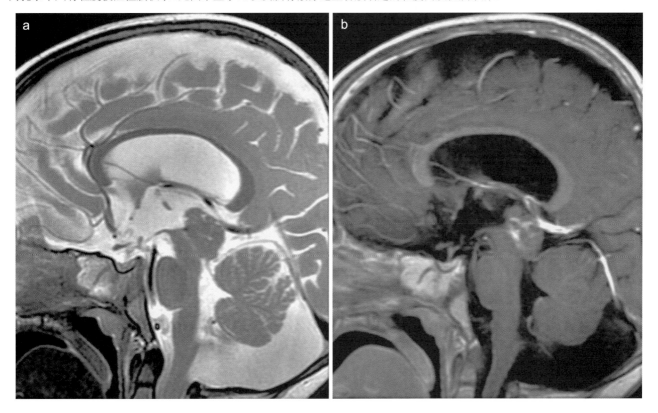

图 2.10 非典型畸胎样横纹肌肉瘤。19 月龄男婴的矢状位 T2WI (a) 和增强 T1WI (b) 显示中脑顶盖有一不均匀强化肿瘤，位于大脑内静脉和直窦下方。中脑导水管受压以及矢状位 T2WI 显示脑脊液流空消失，提示轻度梗阻性脑积水（可见轻度扩张的侧脑室和第三脑室）。

脑干胶质瘤

脑干胶质瘤是一种弥漫性或局灶性的胶质瘤样肿瘤，发生于中脑、脑桥及（或）延髓[8]。其发病率占儿童脑肿瘤的 10%~20％[8]。平均发病年龄约 7 岁，无性别差异[9]。其 WHO 分级因组织学类型不同而异：含毛细胞成分者分级为 I 级；含纤维细胞成分的分级为 Ⅱ～Ⅳ级[10]。一般来说，此型肿瘤不会转移到中枢神经系统外。其发生位置及侵犯程度影响其预后[9,10]。

影像学特征　脑干胶质瘤影像表现取决于其组织学类型及发生部位[9, 10]。顶盖胶质瘤常为毛细胞型，局灶性，强化方式多样，常有钙化[8, 9]。局灶性中脑被盖区胶质瘤常含囊性成分及结节[8]。弥漫性脑桥胶质瘤常为纤维细胞型，弥漫性生长，无强化[8]。所有脑干胶质瘤在 T2WI 序列均为不同程度的高信号[8]。

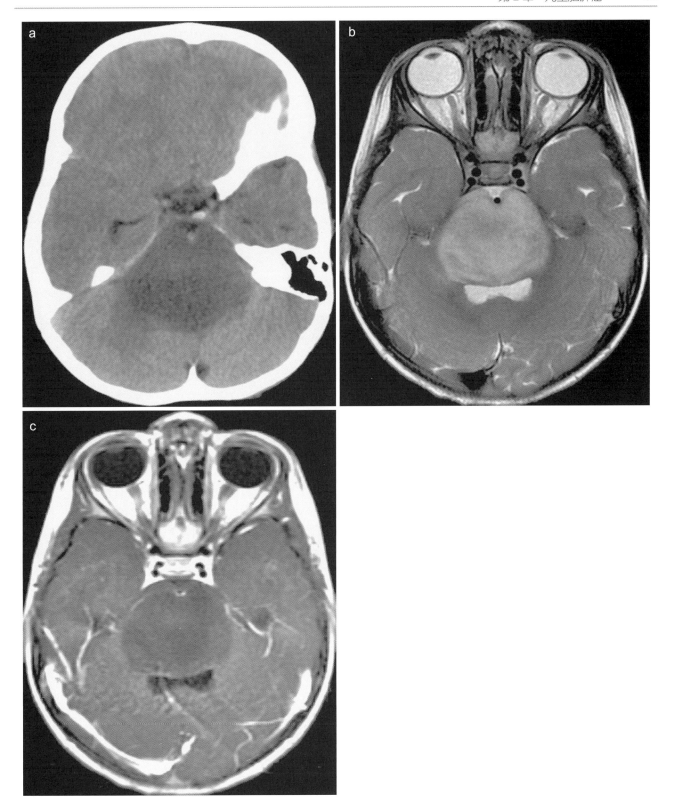

图 2.11　脑干胶质瘤。3 岁儿童的横轴位平扫 CT (a)、T2WI (b) 及增强 T1WI (c) 显示一处使脑桥膨胀、CT 呈低密度、T2WI 呈高信号的肿瘤，填充桥前池前部，并部分包绕基底动脉。无明显强化。

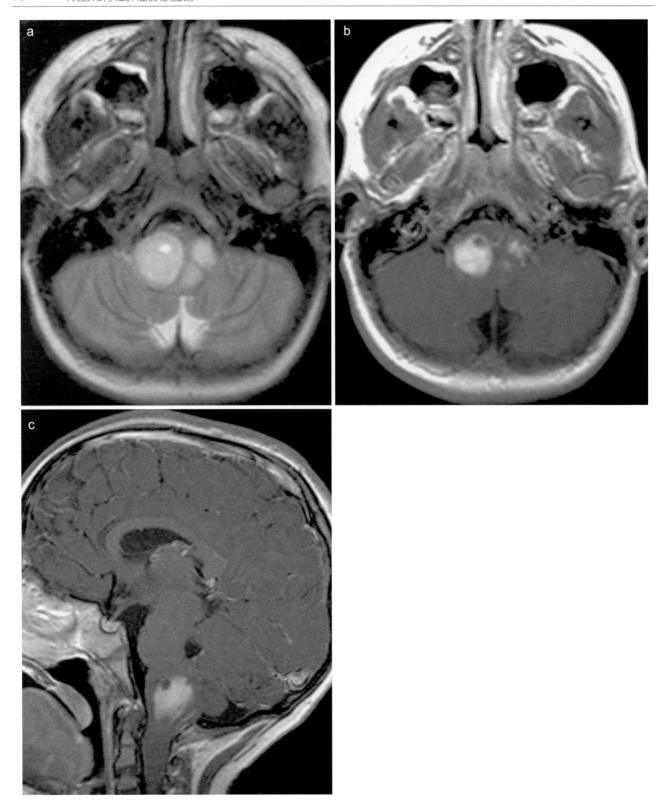

图 2.12   脑干胶质瘤。5 岁男童的横轴位 T2WI (a) 以及增强横轴位 (b) 和矢状位 (c) T1WI 显示延髓的膨胀性多房状肿瘤，伴多发不均匀强化成分。

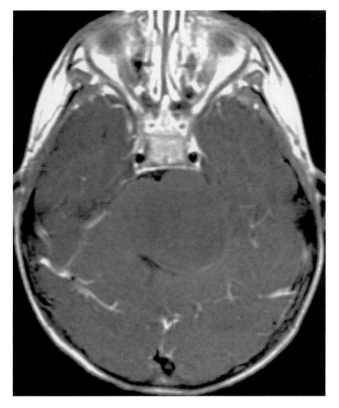

图 2.13　脑干胶质瘤。4 岁男童的横轴位增强 T1WI 显示脑桥膨胀,左侧显著,无强化。

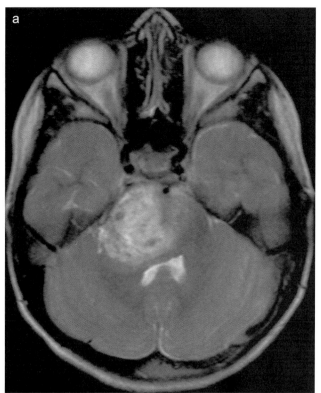

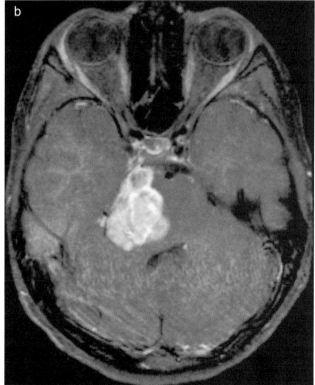

图 2.14　脑干胶质瘤。6 岁女童的横轴位 T2WI (a) 和增强 T1WI (b) 显示脑桥右侧有一不均匀强化肿瘤,向后累及桥臂。

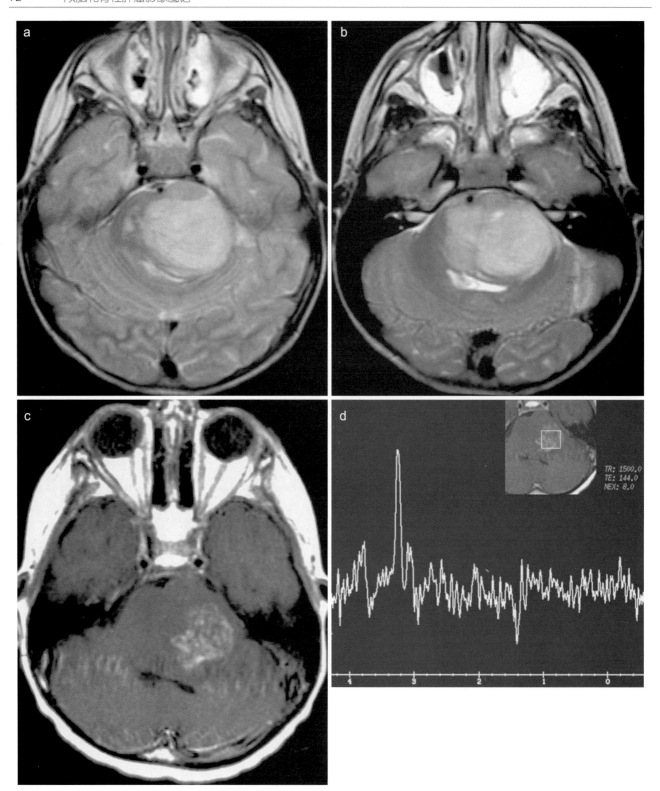

图 2.15 脑干胶质瘤。4 岁男童的横轴位 T2WI (a，b) 和增强 T1WI (c) 显示脑桥内 T2 高信号膨胀性肿瘤，1 年后复查 (b，c) 较前 (a) 增大。与 (b) 和 (c) 同期采集的单体素波谱成像 (d) 显示 NAA 峰明显降低，Cho 峰升高，由于无氧代谢使脂质 / 乳酸峰比率倒置，提示为高级别肿瘤。

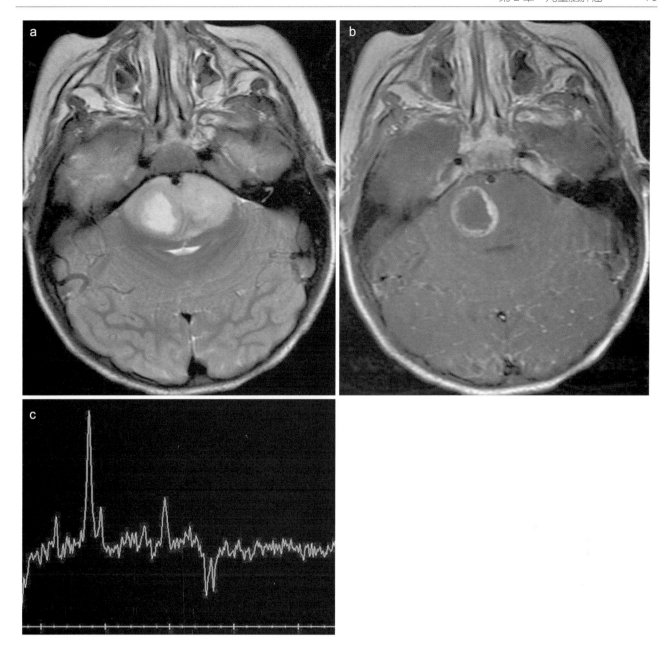

图 2.16 脑干胶质瘤。3 岁男童的横轴位 T2WI (a) 和增强 T1WI (b) 显示脑桥内的不均质肿瘤，右侧部分有结节样边缘强化和中心为囊性 / 坏死性改变。单体素波谱成像提示恶性肿瘤：Cho/NAA 比率大于 3，脂质 / 乳酸峰比率倒置 (c)。

青少年毛细胞型星形细胞瘤

青少年毛细胞型星形细胞瘤 (juvenile pilocytic astrocytoma，JPA) 是一种良性脑肿瘤，通常含 Roscnthal 纤维和（或）嗜酸性颗粒 [11]。JPA 可伴有 I 型神经纤维瘤病（NF I）；达 1/3 视觉通路 JPA 患者同时患 NF I [12]。JPA 无明显性别差异 [12]。发病年龄为 5~15 岁 [12]。肿瘤生长缓慢，预后良好，中位生存期达 20 年的超过 70% [11]。手术彻底切除是有效的治疗手段。

影像学特征　JPA 通常表现为囊性灶，含强化的附壁结节 [11]。最常发生于小脑，较少见于视觉通路、邻近第三脑室和脑干 [13]。小脑 JPA 通常很大，视觉通路 JPA 则一般较小。瘤内可见钙质，罕见出血。增强后多平面重建成像或 3D 容积重建成像有助于评估 JPA，尤其是评估肿瘤原发位置及其侵犯范围 [12,13]。

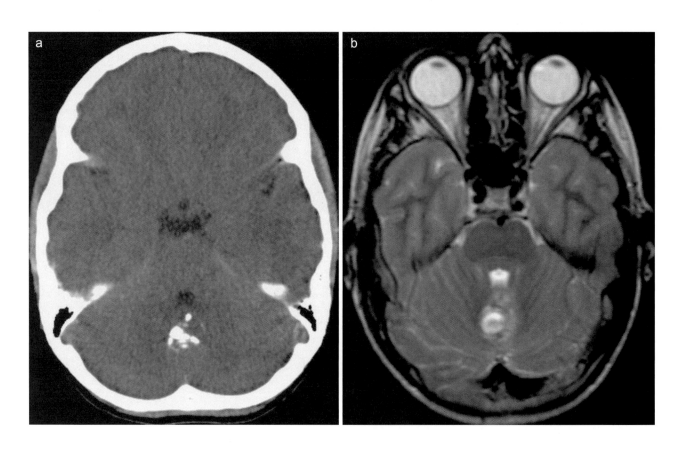

图 2.17　青少年毛细胞型星形细胞瘤。11 岁男孩的横轴位 CT (a) 显示小脑蚓部部分钙化的肿块。MRI 横轴位 T2WI (b) 以及增强 T1WI 横轴位 (c) 和矢状位 (d) 显示此中线病灶不均匀强化。单体素波谱成像 (e) 显示 NAA 峰降低，Cho 峰升高，Cho/Cr 比率为 2∶8。尽管 JPA 是良性肿瘤，但其波谱成像表现类似高级别胶质瘤。其高灌注表现亦类似高级别胶质瘤。（待续）

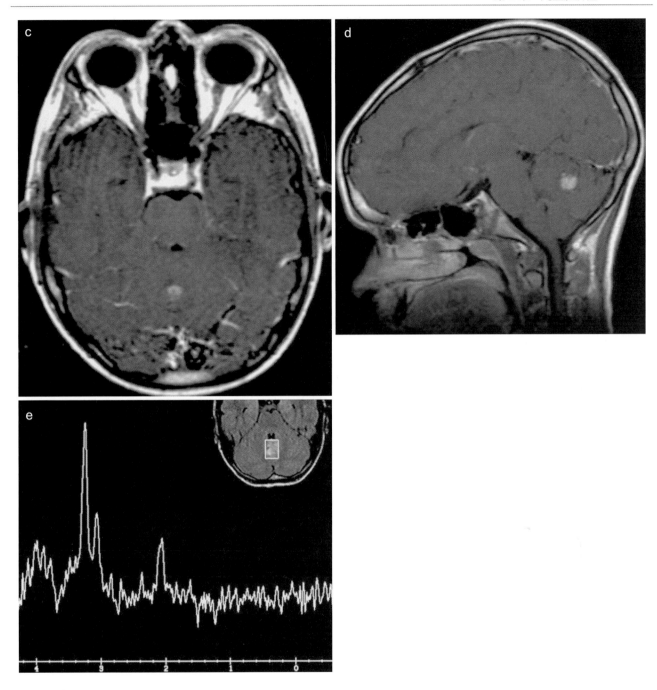

图 2.17（续）

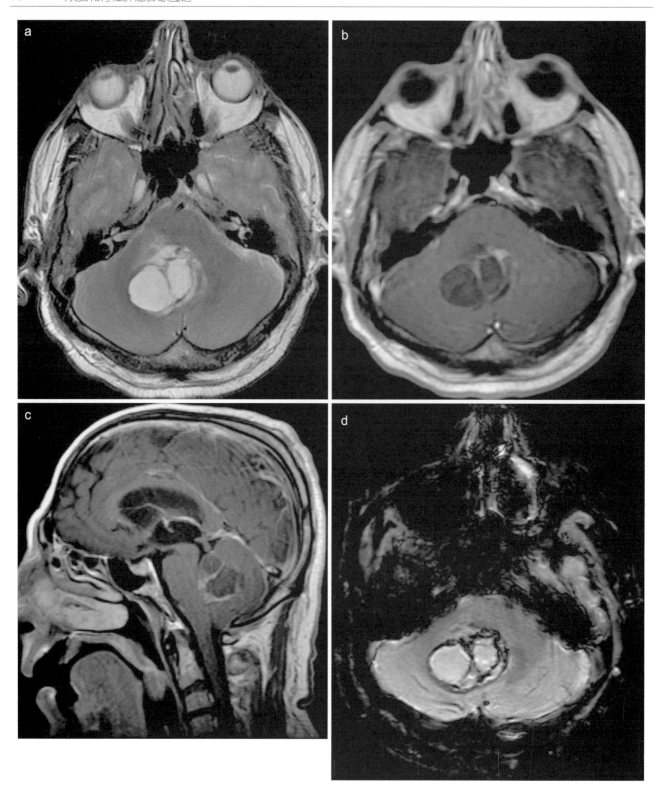

图 2.18　青少年毛细胞型星形细胞瘤。60 岁男性患者的横轴位 T2WI (a) 以及增强 T1WI 横轴位 (b) 和矢状位 (c) 显示小脑蚓部偏右不均匀强化囊性肿瘤。此例肿瘤较上例囊性成分更多,前部结节强化更局限,其瘤周也可见 T2 低信号钙化灶,经横轴位磁敏感加权序列 (d) 证实。

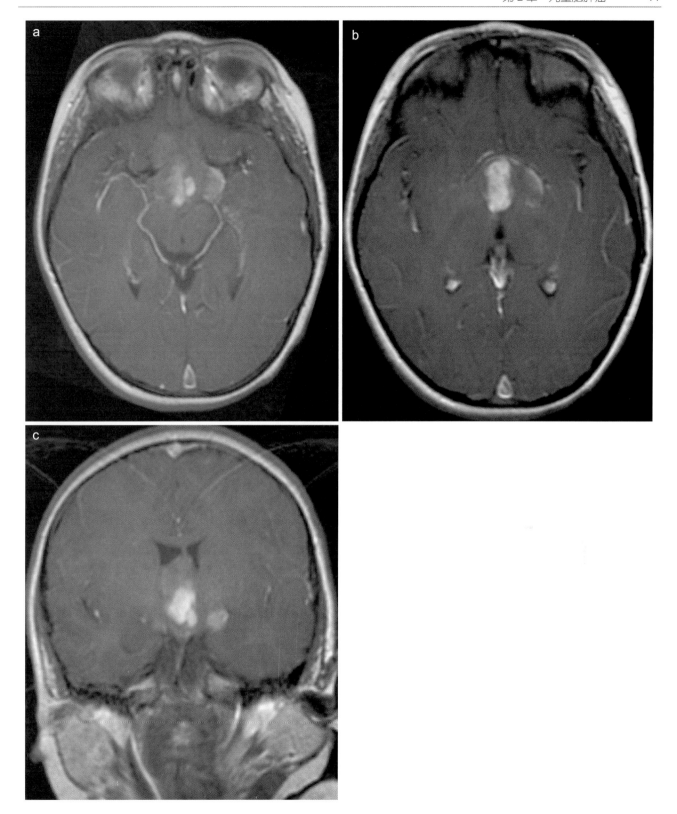

图 2.19　青少年毛细胞型星形细胞瘤。13 岁女孩的增强横轴位 T1WI (a,b) 和冠状位 T1WI (c) 显示下视丘不均匀强化肿瘤，填充鞍上池，第三脑室前部受压消失（更多视觉通路和下视丘 JPA 病例见第 3 章）。

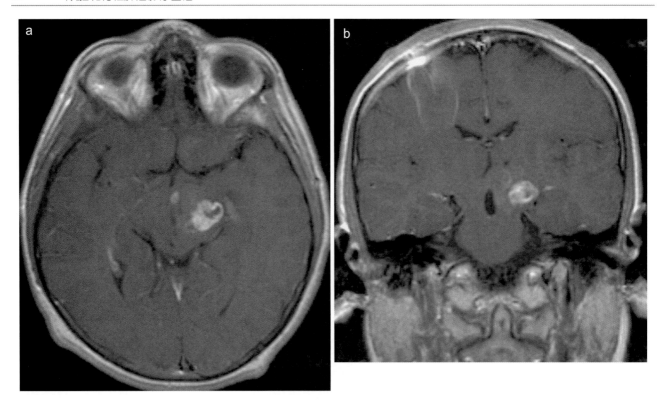

图 2.20   青少年毛细胞型星形细胞瘤。16 岁男孩的增强横轴位 (a) 和冠状位 (b) T1WI 显示左侧基底节下内侧和中脑的不均匀强化肿瘤。

松果体肿瘤

松果体母细胞瘤

松果体母细胞瘤是一种起源于原始神经外胚层细胞的恶性脑肿瘤，WHO Ⅳ级 [14]。松果体母细胞瘤和松果体细胞瘤约占所有松果体区恶性肿瘤的 15% [15]。松果体母细胞瘤发病平均年龄为 3 岁，男女比例为 1 : 2[16]。预后不良，确诊后平均生存期为 16~25 个月 [14, 16]。

影像学特征   松果体母细胞瘤是发生于松果体区的较大肿瘤，肿瘤边界模糊，伴有正常的松果体钙化向周边移位 [15]。肿瘤不均质，经常侵犯松果体周围组织，几乎所有病例均导致梗阻性脑积水 [15, 16]。常见脑脊液播散和脊髓转移，因此行全神经轴 MRI 增强扫描是非常必要的。

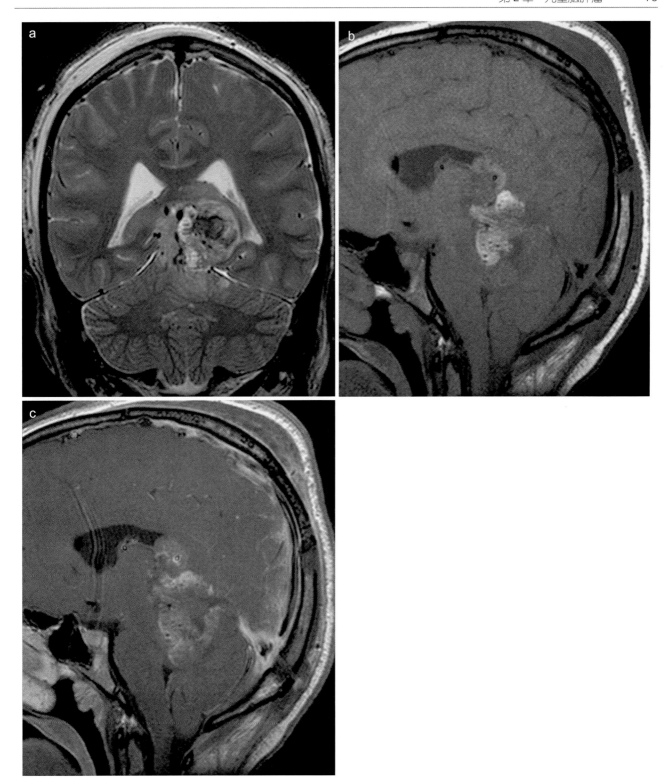

图 2.21　松果体母细胞瘤。19 岁女性的冠状位 T2WI (a) 以及矢状位 T1WI 平扫 (b) 和增强 (c) 显示以松果体区为中心的不均匀强化肿瘤，向下侵犯小脑上池，阻塞中脑导水管。T1 高信号和 T2 高信号区提示瘤内出血和钙化。

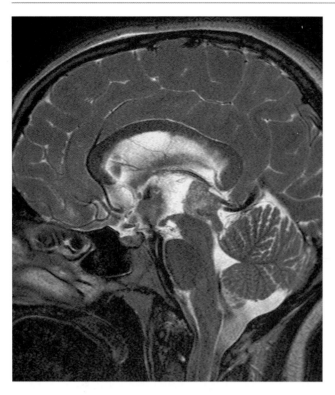

图 2.22 松果体母细胞瘤。矢状位 T2WI 显示混杂信号松果体肿瘤。患者曾行第三脑室底造瘘术,于第三脑室前下部通过潜在的瘘口至桥前池可见极低信号的脑脊液流空。

生殖细胞瘤

生殖细胞瘤是一种起源于生殖细胞或精原细胞、WHO III 级生殖细胞肿瘤[17]。好发于大脑中线不同部位,占儿童颅内肿瘤的 2%~4%,是最常见的松果体区肿瘤[17]。生殖细胞瘤好发于青少年,发病高峰为 10~12 岁[17]。单纯的生殖细胞瘤对放射治疗非常敏感,预后良好,5 年生存率约 90%[18]。

影像学特征 大多数生殖细胞瘤位于第三脑室附近中线位置,边界清晰,50%~60% 发生于松果体区,25%~35% 发生于鞍上区,5%~10% 发生于基底节、丘脑区[17, 18]。肿瘤的大小因发生的位置而异,松果体区的肿瘤一般较小,而基底节和丘脑区的肿瘤一般较大[18, 19]。肿瘤明显均匀强化,而囊变、出血和坏死不常见[19]。因细胞排列紧密,DWI 序列肿瘤扩散受限[17, 19]。

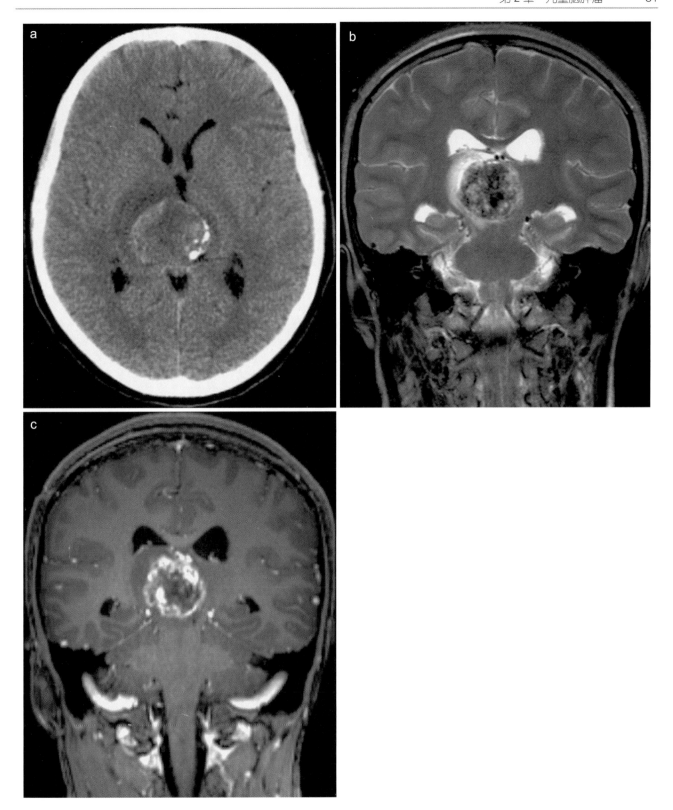

图 2.23　生殖细胞瘤。12 岁男孩的横轴位 CT (a)、冠状位 T2WI (b) 和增强 T1WI (c) 显示松果体区有一膨胀性肿瘤,病灶左侧偏心性钙化,病灶中心出血导致的 T2 低信号,增强后呈明显不均匀强化。

松果体细胞瘤

松果体细胞瘤是一种罕见的、WHO Ⅱ级肿瘤,起源于松果体实质[20, 21]。尽管其发病率不到颅内肿瘤的1%,但占松果体肿瘤45%[20]。最常见于青年人,发病高峰为20~30岁,但可发生于任何年龄[20]。肿瘤生长缓慢,预后良好,5年生存率超过86%[20]。手术切除及立体定向放疗通常是选择治疗的手段[20,21]。

影像学特征 松果体细胞瘤是一种边界清晰、强化的病变,表现为正常松果体钙化受压、移位或呈"爆炸样"改变[20, 21]。肿瘤较小,一般小于3cm,不浸润但可挤压邻近脑组织[20, 21]。可见囊变,罕见出血[21]。MR是最敏感的检查手段,增强后矢状位及冠状位图像最适于观察松果体及其相关病变。

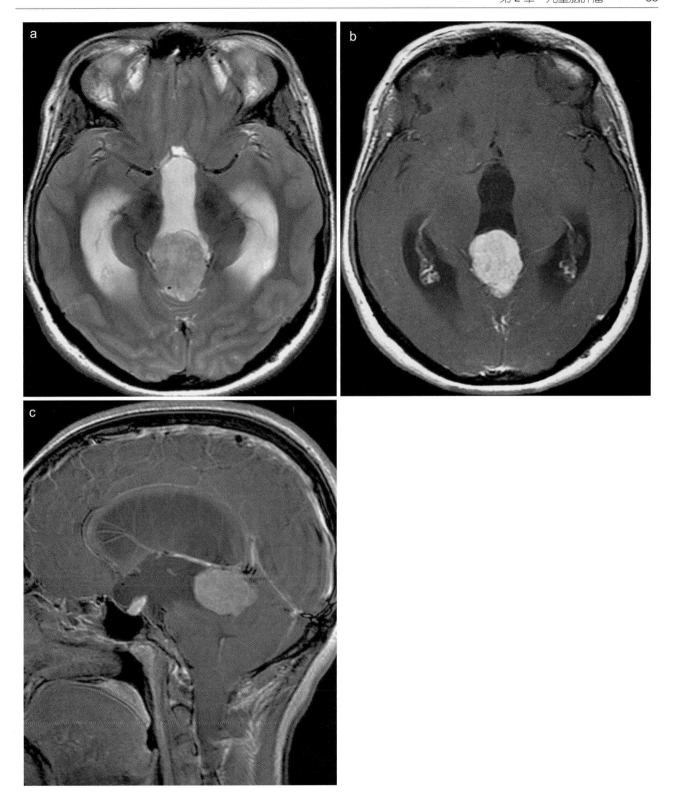

图 2.24　松果体细胞瘤。横轴位 T2WI (a) 以及增强 T1WI 横轴位 (b) 和矢状位 (c) 显示一处 T2 呈高信号、均匀强化的松果体肿瘤。存在中度梗阻性脑积水，表现为包括颞角的侧脑室及第三脑室扩张。

脑室内肿瘤

儿童室管膜瘤

这是一种起源于室管膜细胞的高级别胶质瘤,可占到儿童颅内肿瘤 5%,同时是儿童后颅凹第三位好发肿瘤 [23]。最常见发病年龄 1~5 岁,男性稍多 [23]。预后较差 [22,23]。肿瘤完全切除配合放化疗可改善预后 [22]。

影像学特征　儿童室管膜瘤的瘤体柔软,可与相应位置的脑室或脑池形状一致 [24]。半数以上肿瘤发生于幕下第四脑室底 [23]。幕上实质内室管膜瘤常见于成年人。形态不规则的瘤体内可有钙化、囊变和(或)出血,通常呈不均匀强化 [24]。可发生脑脊液播散,因此需行脊髓影像检查,以确定有无种植转移 [23,24]。

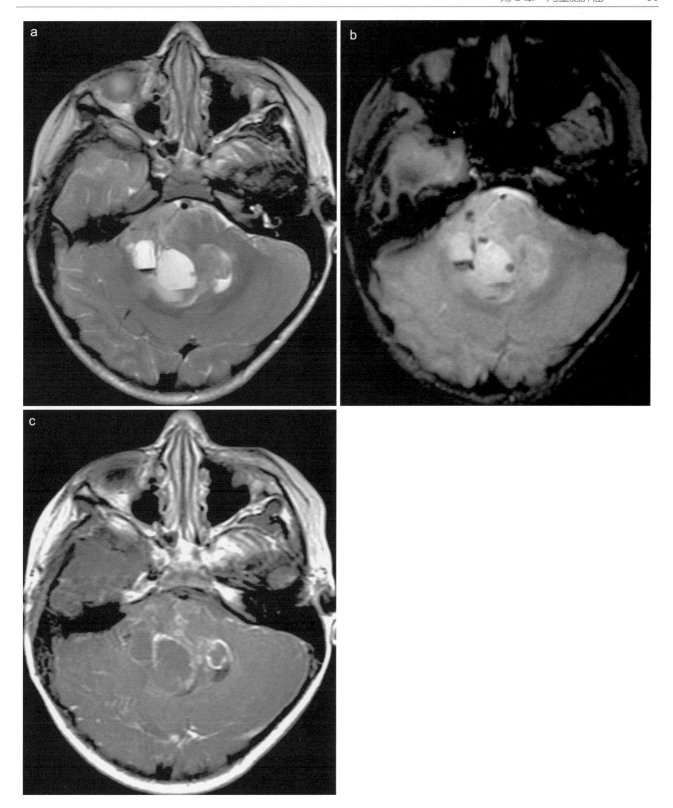

图 2.25　儿童室管膜瘤。11 岁女孩的横轴位 T2WI (a)、梯度回波 (b) 和增强横轴位 T1WI(c) 显示第四脑室不均匀强化肿瘤，侵犯脑干，通过第四脑室外侧孔向前外侧扩展。同一层面的 T2WI 和 GRE 序列可见低信号的出血和多发小的液 – 血平面。

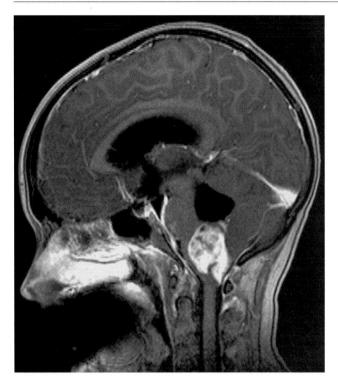

图 2.26   儿童室管膜瘤。12 岁男孩的矢状位增强 T1WI 显示第四脑室不均匀强化肿瘤,并通过第四脑室正中孔向尾侧扩展,进入上段椎管。

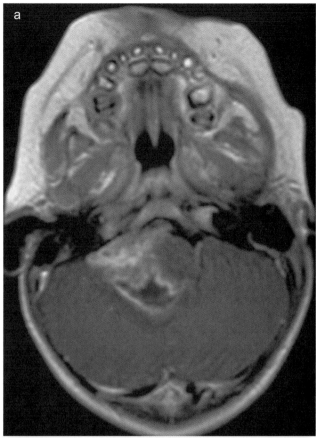

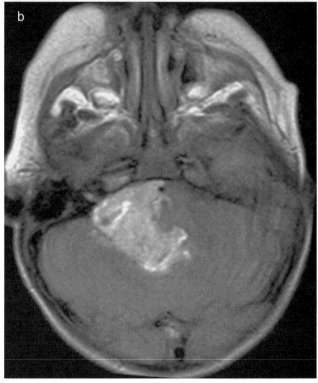

图 2.27   儿童室管膜瘤。8 岁女孩的横轴位 T1WI 增强图像(a,b) 显示第四脑室不均匀强化肿瘤,并从第四脑室右外侧孔向前外侧扩展。如前面病例一样,这种经孔的塑形生长方式是室管膜瘤的典型表现。

髓母细胞瘤

髓母细胞瘤是 WHO Ⅳ 级原始神经外胚层脑肿瘤 [25]。高度恶性,可通过脑脊液播散转移到中枢神经系统各处 [25]。其占儿童脑肿瘤的 15%~20%,占儿童后颅凹肿瘤的 30%~40% [25]。大约 75% 的患者在 10 岁之前确诊 [26]。治疗手段包括手术切除和辅助化疗,对预后差的高风险患者进行放疗 [20, 25]。已转移患者和(或)术后肉眼残留肿瘤患者的预后差,生存率不到 20% [25,26]。

影像学特征 大多数髓母细胞瘤是实性类圆形肿瘤,均匀强化 [26]。通常起源于第四脑室顶 [27],室管膜瘤与之相反,起源于第四脑室底 [26]。该肿瘤较常见于小脑半球,尤其是大龄儿童和成年人 [26]。肿瘤内可有小的囊变和坏死,罕见出血 [26, 27]。患者常见脑脊液播散和种植转移,因此需行脑及全脊髓增强 MR 检查。

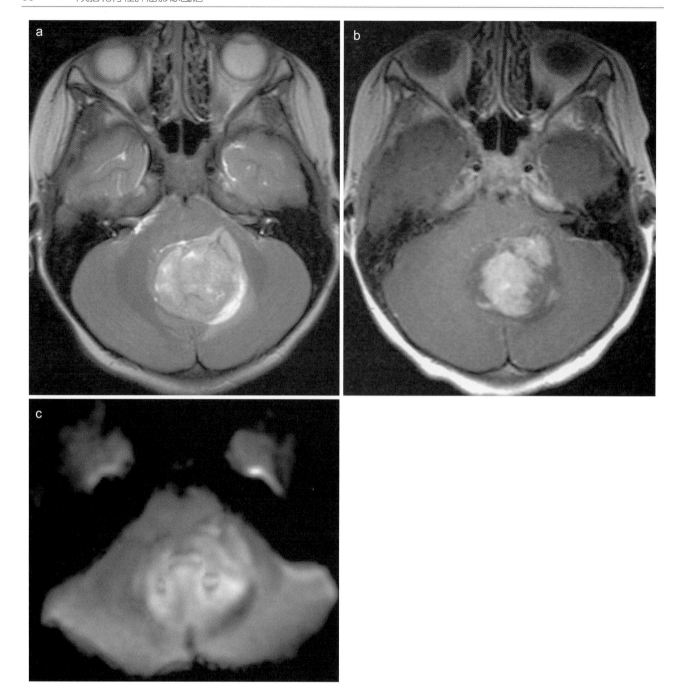

图 2.28 髓母细胞瘤。11 岁女孩的横轴位 T2WI (a)、DWI (b) 和增强 T1WI (c) 显示后颅窝中线处有一 T2 高信号、不均匀强化肿瘤。对这些小圆形蓝染细胞肿瘤,扩散受限是其特征。第四脑室受压向前移位提示肿瘤起源于小脑蚓部或第四脑室顶(参见上一节"儿童室管膜瘤"比较可知,室管膜瘤起源于第四脑室底并完全占据第四脑室)。

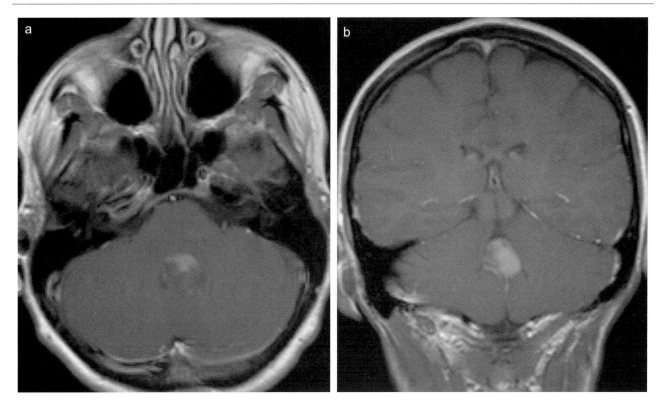

图 2.29　髓母细胞瘤。27 岁女性的增强横轴位 (a) 和冠状位 (b) T1WI 显示第四脑室中线小的强化肿瘤。此例肿瘤起源于第四脑室顶（倾向髓母细胞瘤）还是第四脑室底（倾向室管膜瘤）难以确定。

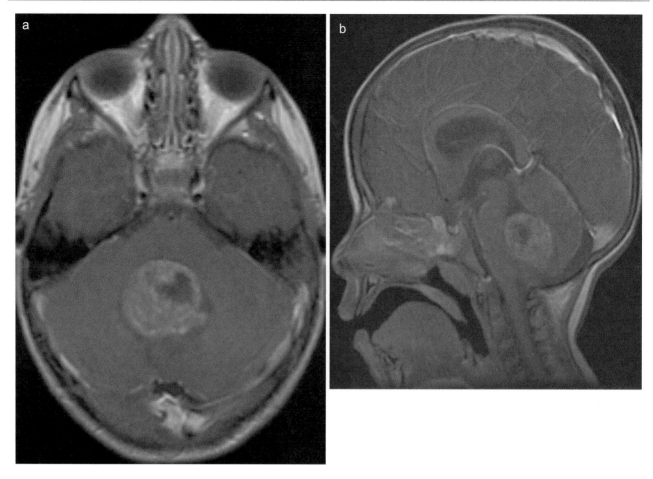

图 2.30 髓母细胞瘤。7 岁男童的增强横轴位 (a) 和矢状位 (b) T1WI 显示后颅窝中线不均匀强化肿瘤。受压的第四脑室向前移位提示为髓母细胞瘤。

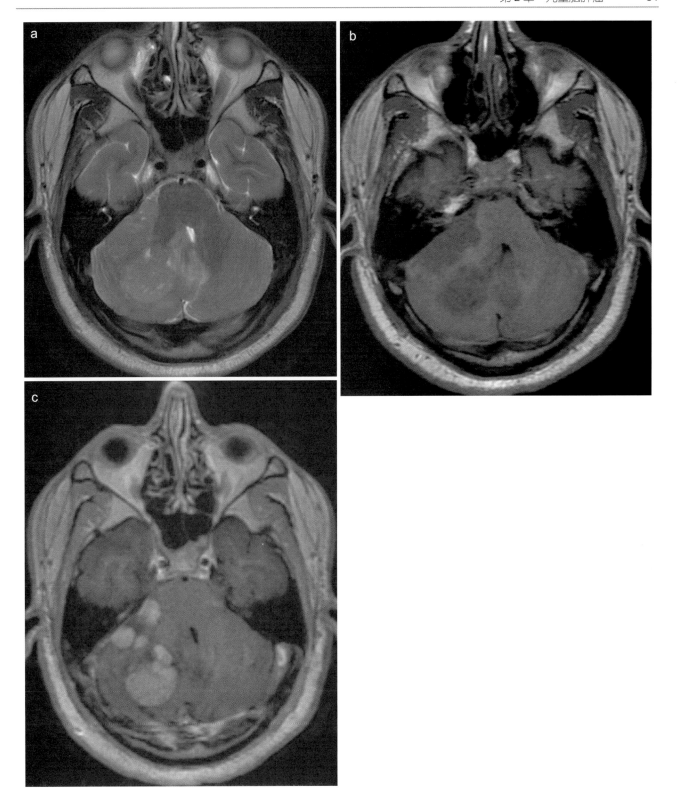

图 2.31　髓母细胞瘤。22 岁女性的横轴位 T2WI (a) 以及 T1-FLAIR 平扫 (b) 和增强 (c) 显示小脑蚓部和右侧小脑半球有多处 T2 高信号肿瘤。多发病变提示患者处于高危状态，术后随即接受了放化疗。

室管膜下巨细胞型星形细胞瘤

室管膜下巨细胞型星形细胞瘤是一种生长缓慢、WHO Ⅰ 级肿瘤,含不同的星形胶质细胞类型。这种肿瘤大多伴有结节性硬化症复合表型[28]。它是结节性硬化症患者最常见的中枢神经系统肿瘤,占儿童脑肿瘤的 1.4%[28, 29]。好发年龄小于 20 岁[29]。患者一般表现为脑室梗阻症状[28]。此病预后良好,手术全切后复发率低[29]。

影像学特征   多数室管膜下巨细胞型星形细胞瘤是发生于结节性硬化症患者脑室壁附近,边界清晰,强化的病变[29],几乎总是发生在室间孔旁[29]。肿瘤大小不一,当达到 3cm 时常引起梗阻性脑积水[29]。室周水肿是继发于脑室梗阻的最常见征象[30]。瘤内可有囊变、出血和(或)钙化[29]。

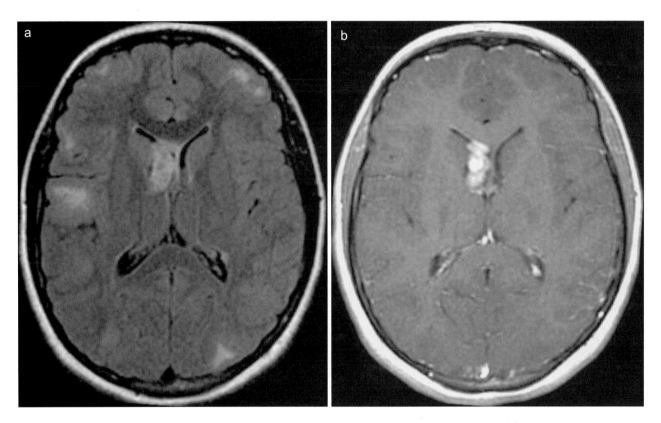

图 2.32   室管膜下巨细胞型星形细胞瘤。横轴位 FLAIR (a) 和增强 T1WI (b) 显示右侧侧脑室室间孔旁结节状强化肿瘤。肿瘤的发生部位,以及 FLAIR 序列双侧皮层及皮层下多发高信号结节,提示结节性硬化症并发室管膜下巨细胞型星形细胞瘤。

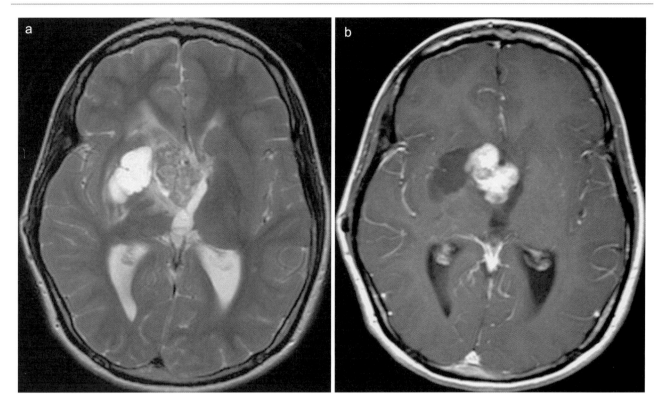

图 2.33　室管膜下巨细胞型星形细胞瘤。横轴位 T2WI (a) 和增强 T1WI (b) 显示右侧侧脑室及第三脑室前部不均匀强化肿瘤,中心邻近室间孔。

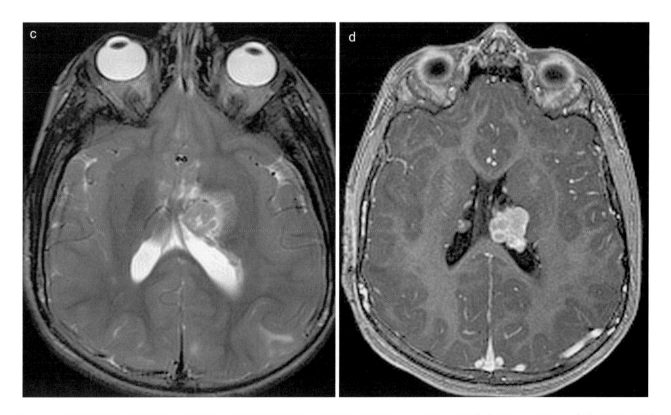

图 2.34　室管膜下巨细胞型星形细胞瘤。横轴位 T2WI (a) 和增强 T1WI (b) 显示左侧侧脑室室间孔后部 T2 呈高信号的强化肿瘤,瘤体侵犯基底节。(a) 图可见皮层 / 皮层下高信号结节。

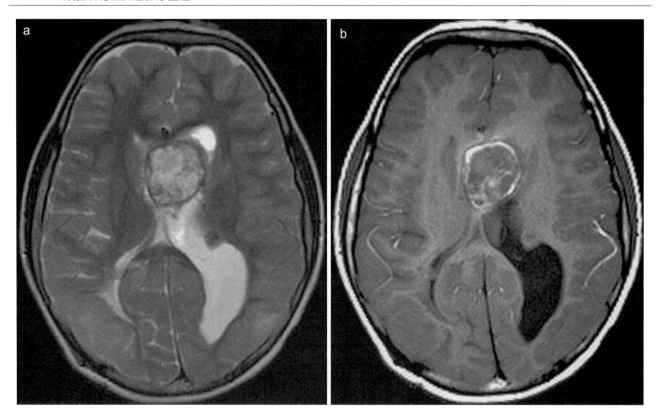

图 2.35　室管膜下巨细胞型星形细胞瘤。横轴位 T2WI (a) 和增强 T1WI (b) 显示左侧侧脑室膨胀性生长，T2 呈高信号肿瘤，边缘可见 T2 低信号的钙化和（或）出血，肿瘤不均匀强化。影像表现类似于中枢神经细胞瘤，然而，沿左侧侧脑室体部外侧壁、右侧侧脑室三角区室管膜下结节及双侧枕叶皮层 / 皮层下小结节，提示为结节性硬化症。

脉络丛乳头状瘤

这是一种由脉络丛上皮细胞构成的 WHO Ⅰ 级良性肿瘤 [30]。它是 1 岁以下儿童最常见的脑肿瘤，占所有儿童脑肿瘤约 4% [30]。首诊年龄取决于肿瘤发生位置。儿童多发生于侧脑室，而成年人常发生于第四脑室 [30, 31]。肿瘤生长缓慢，预后良好，5 年生存率 100% [30, 31]。

影像学特征　脉络丛乳头状瘤通常呈强化的大分叶状肿块 [30]。肿瘤发生部位直接反映了正常脉络丛分布位置和数量：肿瘤不发生于室间孔和第三脑室前部，因为该部位没有脉络丛 [30, 31]。肿瘤通常看起来很大，但很少侵犯脑实质 [31]。脑积水是由梗阻、脑脊液分泌过多或再吸收障碍所致 [31]。瘤内可有囊变、坏死、钙化或出血 [30, 31]。手术切除前建议行全中枢神经系统增强检查 [30]。

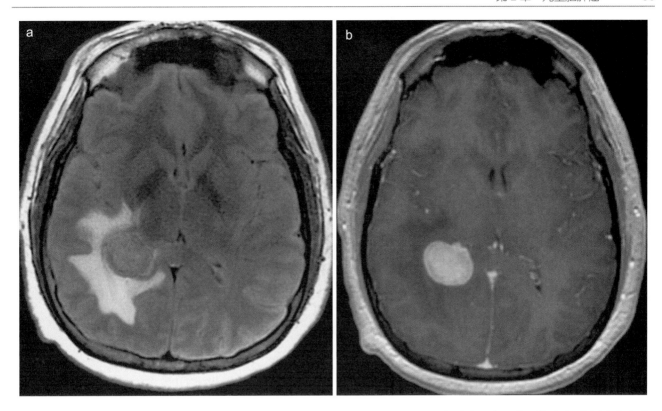

图 2.36　脉络丛乳头状瘤。24 岁男性的横轴位 FLAIR (a) 和增强 T1WI (b) 显示右侧侧脑室三角区的强化肿瘤，瘤周中度水肿。肿瘤位置和强化方式类似成年人脑室内脑膜瘤。

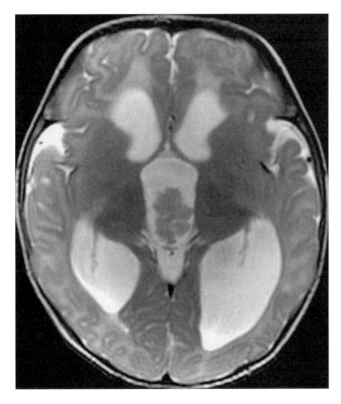

图 2.37　脉络丛乳头状瘤。1 岁男婴横轴位 T2WI 显示梗阻的第三脑室后部分叶状肿瘤。可见中度脑积水及间质性水肿。

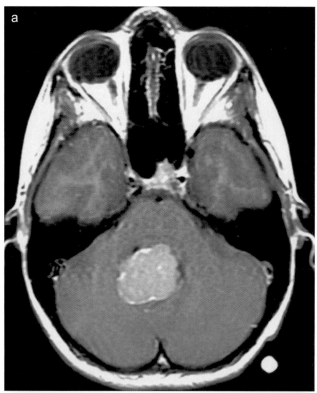

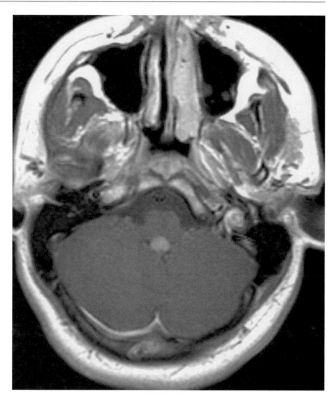

图 2.39   脉络丛乳头状瘤。增强横轴位 T1WI 显示这位 16 岁男性第四脑室内小的脉络丛乳头状瘤。

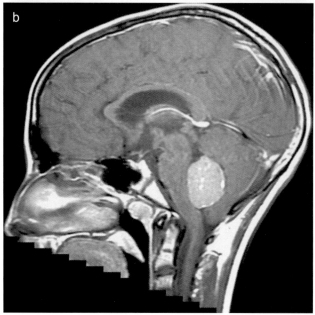

图 2.38   脉络丛乳头状瘤。5 岁女童的增强横轴位 (a) 和矢状位 T1WI (b) 显示颅后窝中线第四脑室内均匀强化的肿瘤（鉴别诊断见"髓母细胞瘤"和"室管膜瘤"章节）。

脉络丛癌

脉络丛癌是一种 WHO Ⅲ 级恶性肿瘤,起源于脉络丛上皮细胞[32]。脉络丛癌好发于 5 岁以下儿童,无性别差异[32]。典型临床表现为脑积水症状,如恶心、呕吐及头疼。肿瘤呈进展性,预后不佳,5 年生存率为 40%[32]。建议手术整体切除和化疗,伴或不伴放疗[30,32]。

影像学特征　MR 图像表现为巨大的、强化的脑室内肿瘤[30]。瘤内可有钙化和(或)出血[30,32]。可发生种植转移,因此建议行全中枢神经系统影像检查。

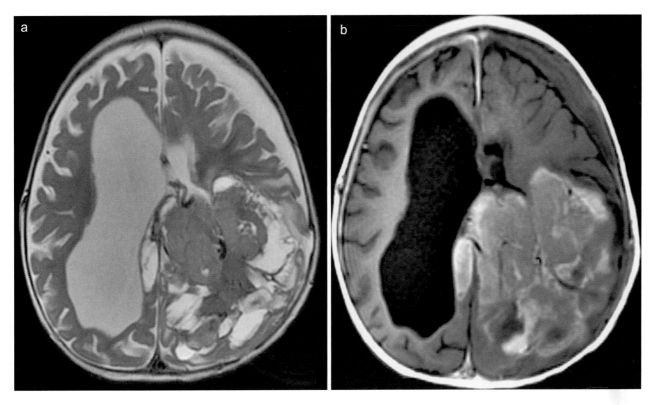

图 2.40　脉络丛癌。1 岁男婴的横轴位 T2WI (a) 和增强 T1WI (b) 显示左侧侧脑室体中后部为中心的巨大肿瘤,不均匀强化,伴有偏心性囊变 / 坏死,可能侵犯邻近脑实质。明显的血管流空效应(图 a 中肿瘤前缘和肿瘤中心)是此类高度血管化肿瘤的特点。

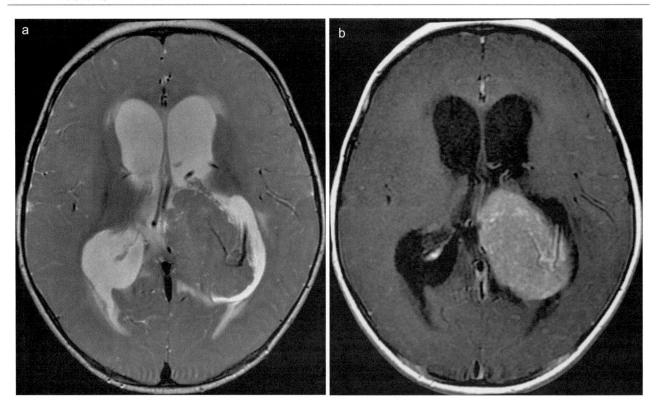

图 2.41　脉络丛癌。7 月龄男婴的横轴位 T2WI (a) 和增强 T1WI (b) 显示左侧侧脑室不均匀强化肿瘤,外侧缘可见明显供血动脉进入。

多形性黄色星形细胞瘤

这是一种由黄瘤变的多形性细胞组成的、WHO Ⅱ 级良性星形细胞瘤 [33]。占所有星形细胞瘤 1% 以下 [34]。好发于 18 岁以下青年人 [34]，无性别差异。预后尚可，10 年生存率为 70% [33,34]。

影像学特征　多位于皮层 / 脑膜周围，强化可见脑膜尾征 [33, 34]。多见于幕上颞叶内。半数以上肿瘤呈囊性，伴强化的壁结节 [33]。肿瘤显示边界清晰，实际上经常侵犯周围脑实质 [33]。极少见乃至无瘤周水肿者 [33]。少见出血、钙化和（或）骨破坏 [34]。

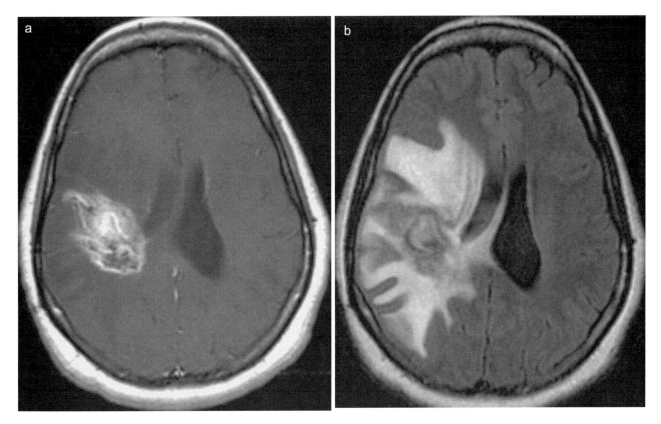

图 2.42　多形性黄色星形细胞瘤。25 岁女性的横轴位增强 T1WI (a) 和 FLAIR (b) 显示右额顶岛盖有一不均匀强化肿瘤，伴瘤周显著 FLAIR 高信号的水肿改变。

参考文献

1. Osborne AG. Neoplasms and tumorlike lesions. In: Mascarenaz AD, Dearth CL, Kaerli M, editors. Diagnostic imaging: brain. Salt Lake City: Amirsys; 2005. p. 76–8.

2. Arbol D, Gandotra P, Maqbool M, et al. Dysembryoplastic neuroepithelial tumor: a rare brain tumor presenting with atypical radiological fi ndings. JK Science. 2007;9:145–7.

3. Daumas-Duport C, Scheisytzthauer BW, Chodkiewicz JP, et al. Dysembryoplastic neuroepithelial tumor: a surgically curable tumor of young patients with intractable partial seizures. Report of thirtynine cases. Neurosurgery. 1988;23:545–6.

4. Kwon JW, Kim IO, Cheon JE, et al. Cerebellopontine angle ganglioglioma: MR fi ndings. AJNR Am J Neuroradiol. 2001;22:1377–9.

5. Osborne AG. Neoplasms and tumorlike lesions. In: Mascarenaz AD, Dearth CL, Kaerli M, editors. Diagnostic imaging: brain. Salt Lake City: Amirsys; 2005. p. 66–8.

6. Parwani AV, Stelow BS, Pambuccian SE, et al. Atypical teratoid/rhabdoid tumor of the brain cytopathologic characteristics and differential diagnosis. Cancer Cytopathol. 2005;105:65–70.

7. Osborne AG. Neoplasms and tumorlike lesions. In: Mascarenaz AD, Dearth CL, Kaerli M, editors. Diagnostic imaging: brain. Salt Lake City: Amirsys; 2005. p. 100–2.

8. Bruggers CS, Friedman HS, Fuller GN, et al. Comparison of serial PET and MRI scans in a pediatric patient with a brainstem glioma. Pediatr Blood Cancer. 1993;21:301–6.

9. Osborne AG. Neoplasms and tumorlike lesions. In: Mascarenaz AD, Dearth CL, Kaerli M, editors. Diagnostic imaging: brain. Salt Lake City: Amirsys; 2005. p. 12–4.

10. Kaplan AM, Albright AL, Zimmerman RA, et al. Brainstem gliomas in children. A Children's Cancer Group review of 119 cases. Pediatr Neurosurg. 1996;24:85–92.

11. Villarejo F, de Diego JMB, de la Riva AG. Prognosis of cerebellar astrocytomas in children. Childs Nerv Syst. 2008;24:203–10.

12. Osborne AG. Neoplasms and tumorlike lesions. In: Mascarenaz AD, Dearth CL, Kaerli M, editors. Diagnostic imaging: brain. Salt Lake City: Amirsys; 2005. p. 30–3.

13. Desai KI, Nadkarni TD, Muzumdar DP, et al. Prognostic factors for cerebellar astrocytomas in children: a study of 102 cases. Pediatr Neurosurg. 2001;35:311–7.

14. Gilheeney SW, Saad A, Chi S, et al. Outcome of pediatric pineoblastoma after surgery, radiation and chemotherapy. J Neurooncol. 2008;89:89–95.

15. Gaillard F, Jones J. Masses of the pineal region: clinical presentation and radiologic features. Postgrad Med J. 2010;86:597–607.

16. Osborne AG. Neoplasms and tumorlike lesions. In: Mascarenaz AD, Dearth CL, Kaerli M, editors. Diagnostic imaging: brain. Salt Lake City: Amirsys; 2005. p. 84–6.

17. Osborne AG. Neoplasms and tumorlike lesions. In: Mascarenaz AD, Dearth CL, Kaerli M, editors. Diagnostic imaging: brain. Salt Lake City: Amirsys; 2005. p. 132–4.

18. Packer RJ, Cohen K, Cooney K. Intracranial germ cell tumors. Oncologist. 2000;5:312–20.

19. Chang AH, Fuller GN, Debnam JM, et al. MR imaging of papillary tumor of the pineal region. AJNR Am J Neuroradiol. 2008;29: 187–9.

20. Osborne AG. Neoplasms and tumorlike lesions. In: Mascarenaz AD, Dearth CL, Kaerli M, editors. Diagnostic imaging: brain. Salt Lake City: Amirsys; 2005. p. 88–90.

21. Fakhrana S, Escott EJ. Pineocytoma mimicking a pineal cyst on imaging: true diagnostic dilemma or a case of incomplete imaging? AJNR Am J Neuroradiol. 2008;29:159–63.

22. Bouffet E, Perilongo G, Canete A, Massimino M. Intracranial ependymomas in children: a critical review of prognostic factors and a plea for cooperation. Med Pediatr Oncol. 1998;30:319–29; discussion 329–31.

23. Osborne AG. Neoplasms and tumorlike lesions. In: Mascarenaz AD, Dearth CL, Kaerli M, editors. Diagnostic imaging: brain. Salt Lake City: Amirsys; 2005. p. 52–4.

24. Yuh EL, Barkovich AJ, Gupta N. Imaging of ependymomas: MRI and CT. Childs Nerv Syst. 2009;25:1203–13.

25. Menon G, Nair S, Muthurethinam T, et al. Medulloblastoma in children: prognostic factors and predictors of outcome. J Pediatr Neurosci. 2006;1:16–20.

26. Osborne AG. Neoplasms and tumorlike lesions. In: Mascarenaz AD, Dearth CL, Kaerli M, editors. Diagnostic imaging: brain. Salt Lake City: Amirsys; 2005. p. 92–4.

27. Meyers SP, Kemp SS, Tarr RW. MR imaging features of medulloblastoma. AJR Am J Roentgenol. 1992;158:859–65.

28. Berhouma M. Management of subependymal giant cell tumors in tuberous sclerosis complex: the neurosurgeon's perspective. World J Pediatr. 2010;6:103–10.

29. Osborne AG. Neoplasms and tumorlike lesions. In: Mascarenaz AD, Dearth CL, Kaerli M, editors. Diagnostic imaging: brain. Salt Lake City: Amirsys; 2005. p. 38–40.

30. Koeller KK, Sandberg GD, Armed Forces Institute of Pathology. From the archives of AFIP: cerebral intraventricular neoplasms:radiologicpathologic correlation. Radiographics. 2002;22:1473–505.

31. Osborne AG. Neoplasms and tumorlike lesions. In: Mascarenaz AD, Dearth CL, Kaerli M, editors. Diagnostic imaging: brain. Salt Lake City: Amirsys; 2005. p. 60–2.

32. Osborne AG. Neoplasms and tumorlike lesions. In: Mascarenaz AD, Dearth CL, Kaerli M, editors. Diagnostic imaging: brain. Salt Lake City: Amirsys; 2005. p. 64–5.

33. Koeller KK, Henry JM, Armed Forces Institute of Pathology. From the archives of AFIP: super fi cial gliomas: radiologic-pathologic correlation. Radiographics. 2001;21:1533–56.

34. Osborne AG. Neoplasms and tumorlike lesions. In: Mascarenaz AD, Dearth CL, Kaerli M, editors. Diagnostic imaging: brain. Salt Lake City: Amirsys; 2005. p. 34–6.

鞍区和鞍旁肿瘤

Gitanjali V. Patel, Sasan Karimi, Robert J. Young

鞍区和鞍旁的病变可能会出现类似的临床症状和影像学表现。解剖位置和特征性的影像表现有助于这些肿瘤的鉴别。鞍区和鞍旁的正常解剖结构包括垂体、垂体柄、视交叉、下丘脑、海绵窦、蝶窦和脑膜。虽然位于这个区域内最常见的肿瘤是垂体腺瘤,但其他不常见的病变也很重要,也将在这一章里讨论 [1]。正常垂体的大小因性别、年龄而异。绝经前的女性往往比男性和绝经后女性的垂体要大 [1,2]。识别鞍区和鞍旁病变的首选检查方法是磁共振成像(MRI)。但是无法避免会出现一些漏诊,而且有近 15%~20% 的垂体病变是无症状的偶发表现 [2]。

垂体腺瘤

垂体腺瘤是垂体前叶的良性肿瘤,占颅内肿瘤的 10%~15% [2]。它是成人最常见的鞍上肿瘤。好发于中年女性,与无功能腺瘤相比,功能亢进性或分泌性腺瘤更容易在体积较小时被发现 [3]。

垂体微腺瘤

垂体微腺瘤直径不超过 10mm。泌乳素微腺瘤多见于 20~35 岁患者,而生长激素微腺瘤在 30~50 岁的人群中更常见 [4]。

垂体微腺瘤通常边界清楚,强化程度低于正常垂体 [4]。动态增强 MR 扫描强化峰值时间要晚于正常垂体,因此动态增强扫描就很有必要。即使是体积很小的微腺瘤也有占位效应,能引起垂体上缘明显凸起或垂体柄向对侧移位 [4,5]。

G. V. Patel
Department of Radiology, Memorial Sloan-Kettering
Cancer Center, 1275 York Avenue, MRI-1156, New York,
NY 10065, USA
e-mail: gita.patel@gmail.com

S. Karimi (✉) • R. J. Young
Department of Radiology,
New York Presbyterian Hospital/Weill Cornell Medical College,
New York, NY, USA

Neuroradiology Service, Department of Radiology,
Memorial Sloan-Kettering Cancer Center,
1275 York Avenue, MRI-1156, New York, NY 10065, USA
e-mail: karimis@mskcc.org; youngr@mskcc.org

S. Karimi (ed.), *Atlas of Brain and Spine Oncology Imaging*, Atlas of Oncology Imaging,
DOI 10.1007/978-1-4614-5653-7_3, © Springer Science+Business Media New York 2013

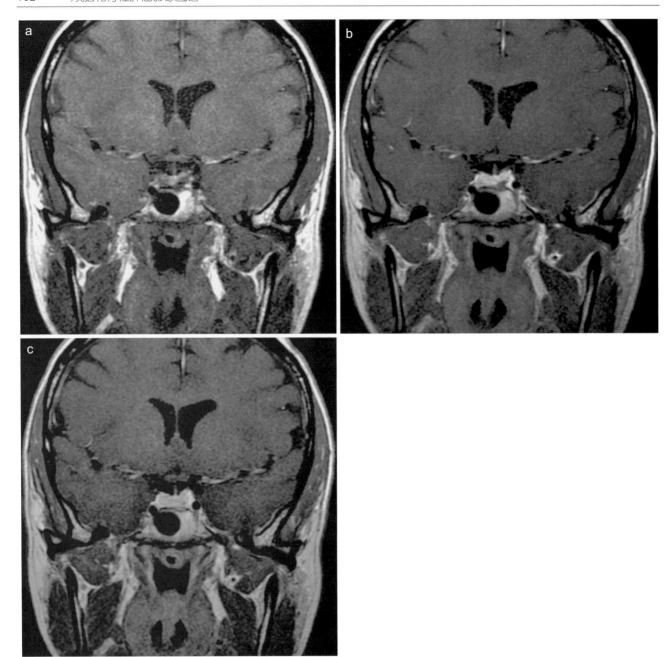

图 3.1　垂体微腺瘤。增强前 (a)、动态增强早期 (b) 和增强晚期 (c) 冠状位 T1WI 显示垂体内左下微腺瘤呈渐进性强化。增强早期病变显示最佳；当微腺瘤与正常垂体强化程度相同时，常规非动态增强扫描难以发现病变。

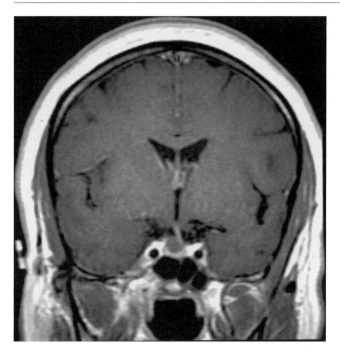

图 3.2　垂体囊肿。冠状位增强 T1WI 显示垂体右侧单纯囊肿,增强扫描无强化,右侧垂体上缘隆起,垂体柄向对侧偏移,与囊性垂体微腺瘤相似。病理显示为不含细胞的黏液物质。

垂体大腺瘤

　　垂体大腺瘤直径大于 10mm[6, 14]。可引起内分泌症状,也可因视交叉或视神经受压而导致视觉障碍。可以行内科保守治疗或外科手术切除,手术方式通常是经蝶窦入路[7]。

　　垂体大腺瘤膨胀性生长,常向上凸入鞍上池。当肿瘤较大时可侵犯或压迫视觉结构。可发生出血、蛋白变性和囊变。当腺瘤向外侧生长累及海绵窦时,则无法行有效的手术切除[5, 6]。

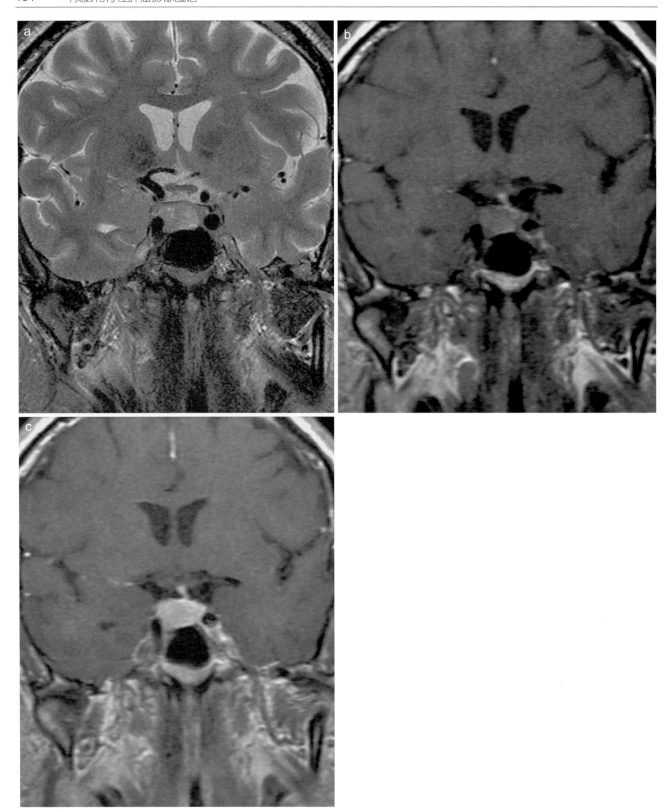

图 3.3 垂体大腺瘤。冠状位 T2WI (a) 以及早期 (b) 和延迟期 (c) 动态增强 T1WI 显示 T2 高信号的大腺瘤累及右侧海绵窦，垂体柄向左侧偏移。延迟期 (c) 大腺瘤很难与正常垂体组织区分。

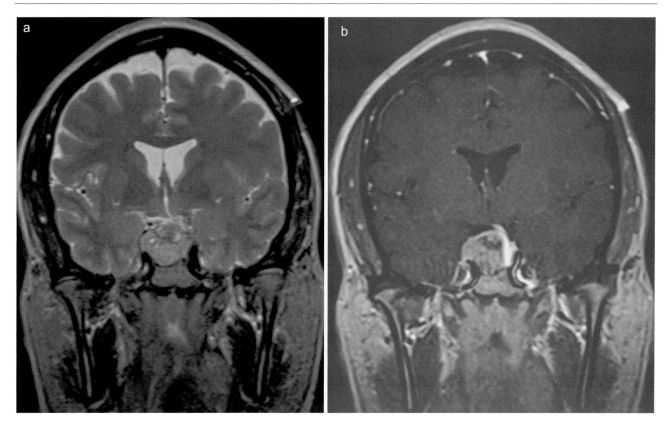

图 3.4 垂体大腺瘤。冠状位 T2WI (a) 和增强 T1WI (b) 显示右侧垂体大腺瘤不均匀强化,并向鞍上生长,垂体柄向对侧偏移,右侧海绵窦受侵。垂体大腺瘤容易与鞍内左侧明显强化的正常垂体相区别 (b)。

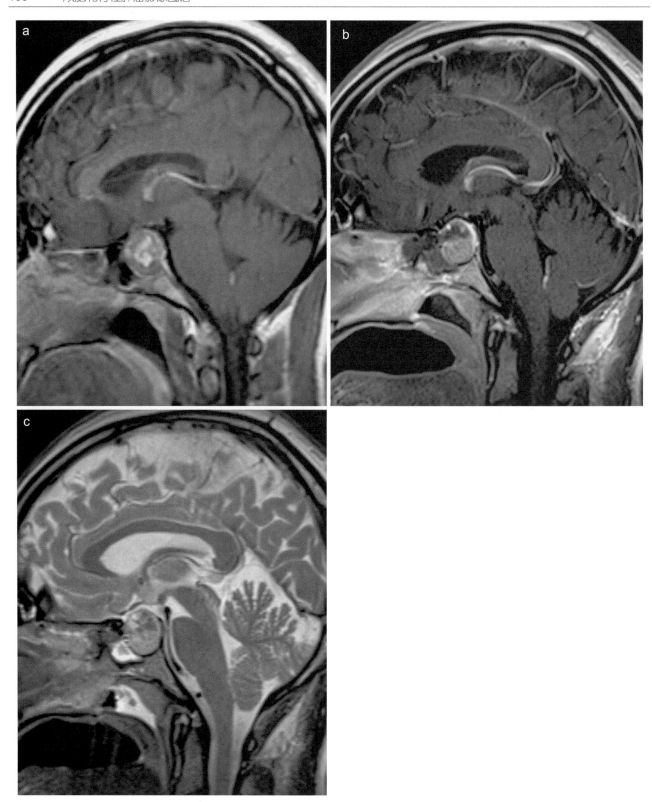

图 3.5 垂体大腺瘤。术前 (a) 和术中 (b) 矢状位增强 T1WI 以及术中 T2WI (c) 显示延伸到鞍上池的大腺瘤的次全切除术。大腺瘤内的曲线状高信号 (a) 可能代表出血和（或）含蛋白物质。

侵袭性垂体腺瘤

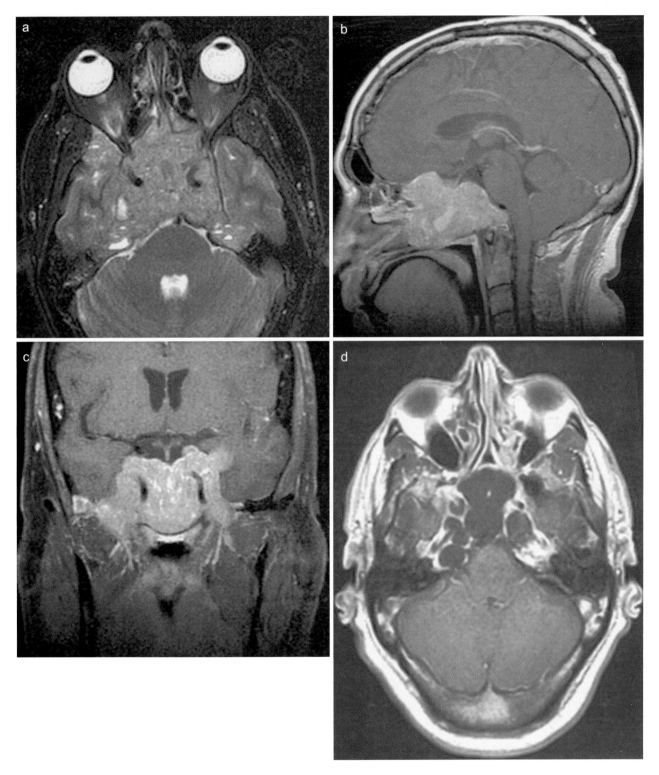

图 3.6　侵袭性垂体大腺瘤患者治疗前的横轴位 T2WI (a)、矢状位 T1WI (b) 和冠状位增强 T1WI (c) 显示肿瘤侵犯中颅窝底。横轴位 T2WI (a) 肿瘤内部可见小囊变。药物治疗 3 年后随访复查,治疗效果显著。横轴位 (d) 和矢状位 (e) 增强 T1WI、冠状位 T2WI(f) 显示中颅窝底原肿瘤侵犯位置仅见含脑脊液的囊腔。(待续)

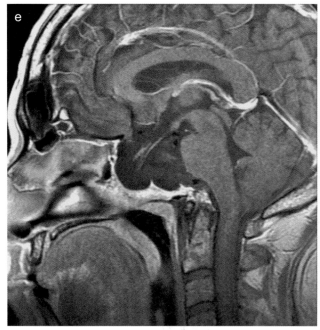

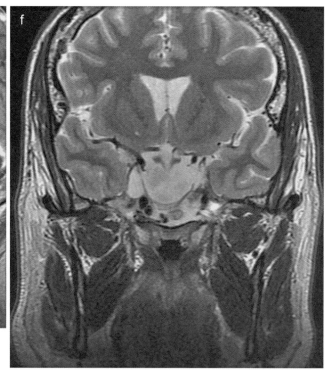

图 3.6（续）

Rathke 裂囊肿

　　Rathke 裂囊肿（Rathke's cleft cyst，RCC）是起源于胚胎 Rathke 裂囊的良性囊肿，囊液为透亮或黏液样物质。RCC 通常无症状，常在影像学检查或尸检时偶然发现 [8]。多见于 41~50 岁人群，且以女性稍多 [9]。RCC 一般无恶变，通常对其进行保守处理。若有临床症状可抽吸式部分切除。

　　多数影像表现包括：外形分叶，境界清楚，可有囊内小结节的鞍内或鞍上囊肿 [8]。50% 以上的囊内结节在 T2WI 是低信号。典型的囊肿无强化，钙化罕见。Rathke 裂囊肿约 40% 完全位于鞍内，60% 向鞍上延伸 [9,12]。

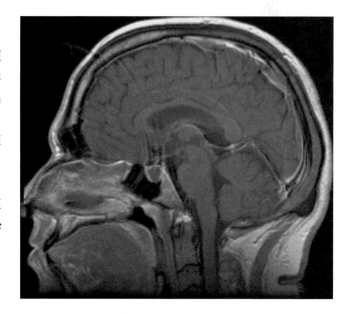

图 3.7　Rathke 裂囊肿。矢状位增强 T1WI 显示垂体内囊性灶，无强化，与常见的囊性垂体腺瘤相仿。囊内没有特征的 T1 低信号、T2 低信号结节。多数颅咽管瘤可见囊性和实性成分强化（见"颅咽管瘤"）。

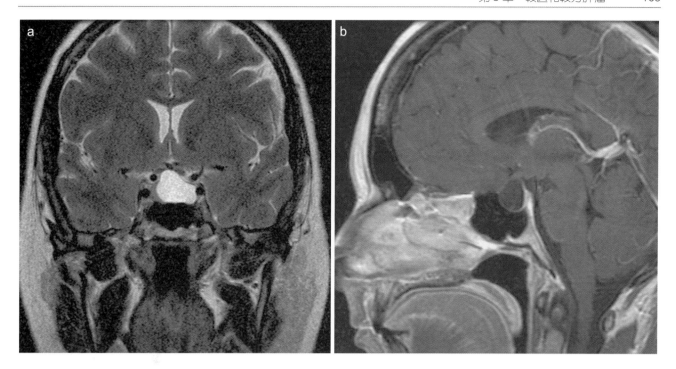

图 3.8　Rathke 裂囊肿。冠状位 T2WI (a) 和矢状位增强 T1WI (b) 显示鞍区 T1 低信号、T2 高信号膨胀性生长无强化的病变，视神经受压上抬。Rathke 裂囊肿囊液信号多变，此例囊液在 T2WI 上信号稍高于脑脊液，在 T1WI 上信号与脑脊液相等。

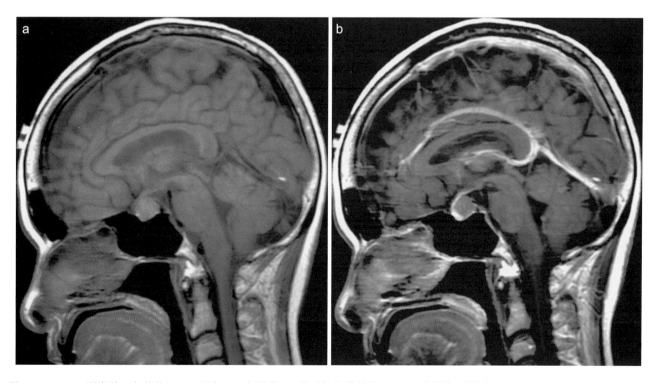

图 3.9　Rathke 裂囊肿。矢状位 T1WI 平扫 (a) 和增强 (b) 显示呈高信号的 Rathke 裂囊肿，无强化。

颅咽管瘤

颅咽管瘤起源于 Rathke 裂和（或）颅咽管上皮胚胎细胞，是良性肿瘤[10]。它是儿童最常见的非胶质起源颅内肿瘤[11]，约占儿童鞍区肿瘤的一半[10]。颅咽管瘤发生在5~15岁以及50岁以上人群[11]，无性别差异。患者可能出现视觉障碍和（或）内分泌紊乱。预后与肿瘤大小相关，直径大于5cm的肿瘤比直径小于5cm[10]肿瘤预后要差[10]。

典型的颅咽管瘤为囊实性，伴有钙化。MRI平扫T1WI常表现为鞍上高信号[12]。肿瘤可跨前、中和（或）后颅窝。外科手术中颅咽管瘤的位置可分为蝶鞍、交叉前或视交叉后。平扫CT对钙化的检出较MR敏感[12]。

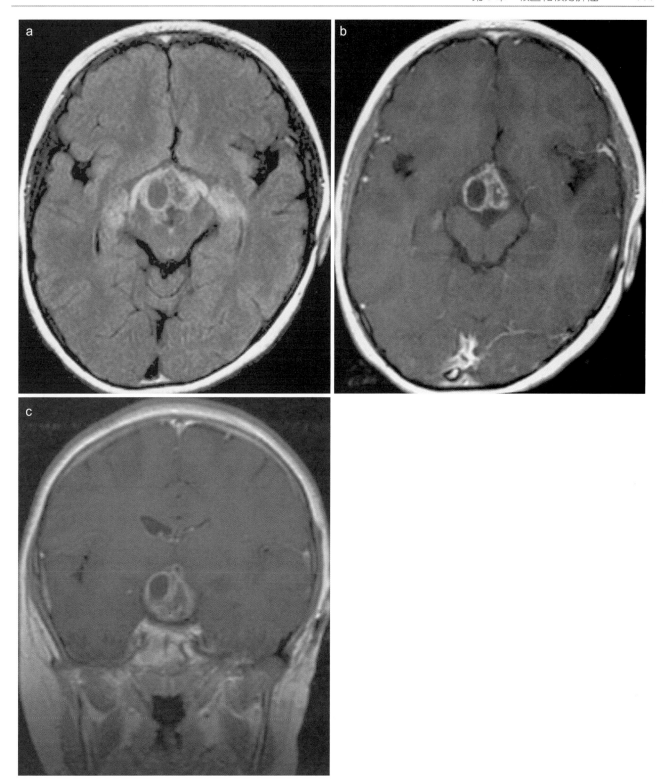

图 3.10　颅咽管瘤。患者 7 岁,横轴位 FLAIR (a) 以及横轴位 (b) 和冠状位 (c) 增强 T1WI 显示鞍上囊实性颅咽管瘤。侵犯至邻近视束和内侧颞叶,FLAIR (a) 上见高信号改变。

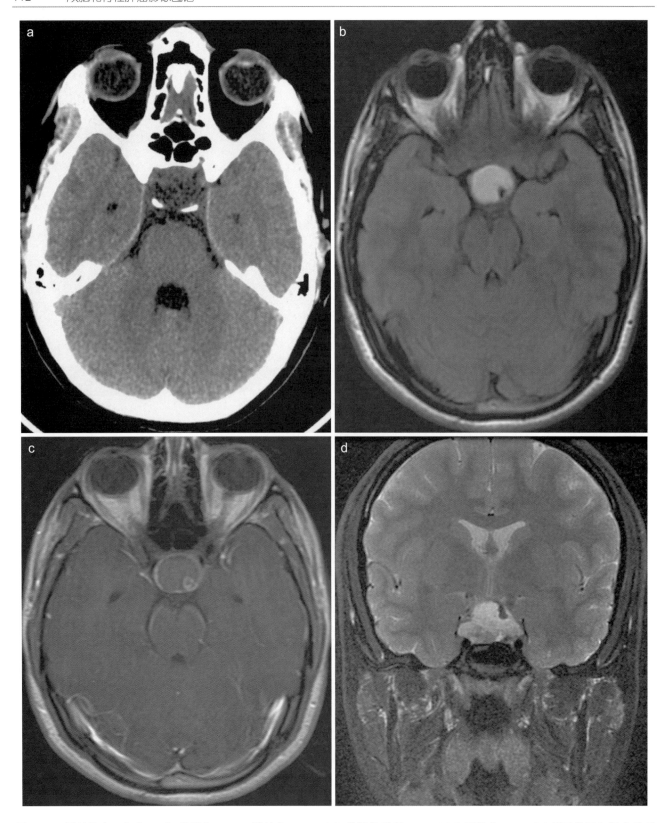

图 3.11 颅咽管瘤。患者 16 岁，横轴位 CT (a)、横轴位 FLAIR (b)、横轴位增强 T1WI (c) 和冠状位 T2WI (d) 显示鞍区和鞍上釉质细胞型颅咽管瘤在 T2、FLAIR 呈高信号，累及海绵窦。偏心的 T2、FLAIR 低信号钙化和偏心的结节强化是釉质型颅咽管瘤与不均匀强化的囊性垂体大腺瘤的鉴别点（见"垂体大腺瘤"）。釉质型颅咽管瘤的发病高峰为 5~14 岁的儿童。

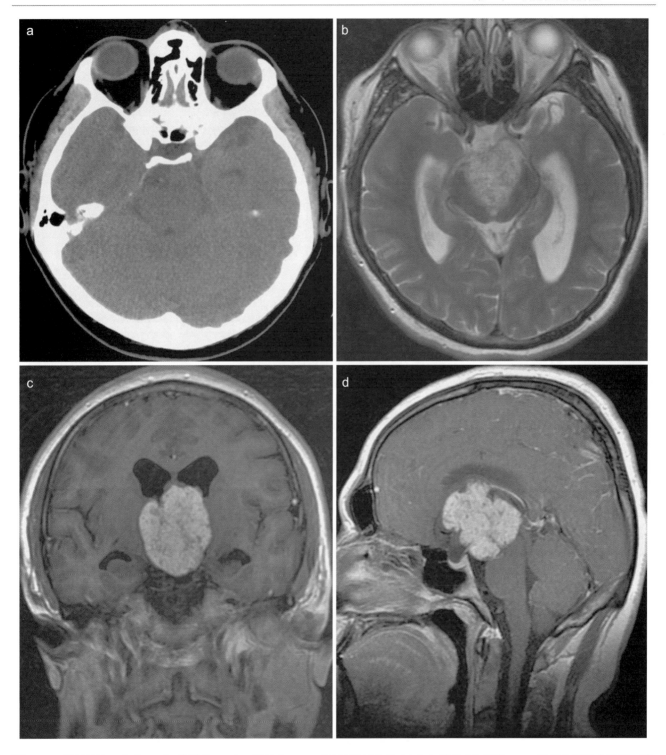

图 3.12 颅咽管瘤。患者 20 岁,横轴位 CT (a)、横轴位 T2WI (b) 以及冠状位 (c) 和矢状位 (d) 增强 T1WI 显示位于鞍上池和三脑室的乳头状颅咽管瘤呈不均匀强化,膨胀性生长,双侧大脑脚明显分离 (b),并导致了侧脑室扩张(包括颞角)的梗阻性脑积水。鳞状上皮乳头状颅咽管瘤多发生在 65~74 年龄段双峰曲线的第 2 发病高峰,与儿童的囊实性釉质型咽管瘤相比,往往表现为实性强化。

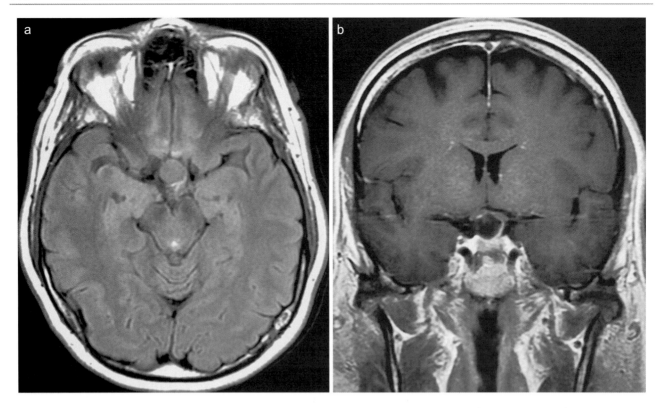

图 3.13　颅咽管瘤。患者 49 岁,横轴位 FLAIR (a) 和冠状位增强 T1WI 显示鞍上釉质型颅咽管瘤,FLAIR 呈囊性高信号。此类肿瘤通常为囊实性,沿右侧交叉前视神经邻近的上缘出现轻度结节样周围强化,有助于除外无强化的 RCC(见"Rathke 裂囊肿")。釉质型颅咽管瘤多见于儿童。

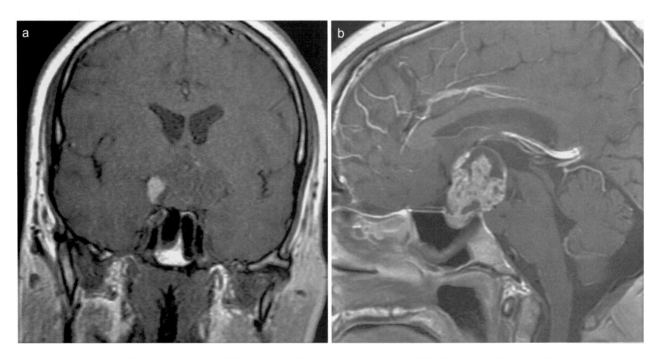

图 3.14　颅咽管瘤。冠状位 (a) 和矢状位增强 (b) T1WI 显示中心在鞍上池不均匀强化肿瘤,伴右侧偏心性平扫 T1 高信号出血征象。

视通路胶质瘤

视通路胶质瘤占所有颅内肿瘤的 5%,占儿童幕上肿瘤的 15%[13]。通常为良性的低级别星形细胞瘤,但是因为位置特殊,一般难以治疗。10%~20 % 或更多患者合并神经纤维瘤病 I 型[13]。与神经纤维瘤病 I 型相关的肿瘤相比,散发性视神经胶质瘤体积大,含囊性无强化成分,可累及视交叉并沿视通路扩散,损害视力,预后更差。

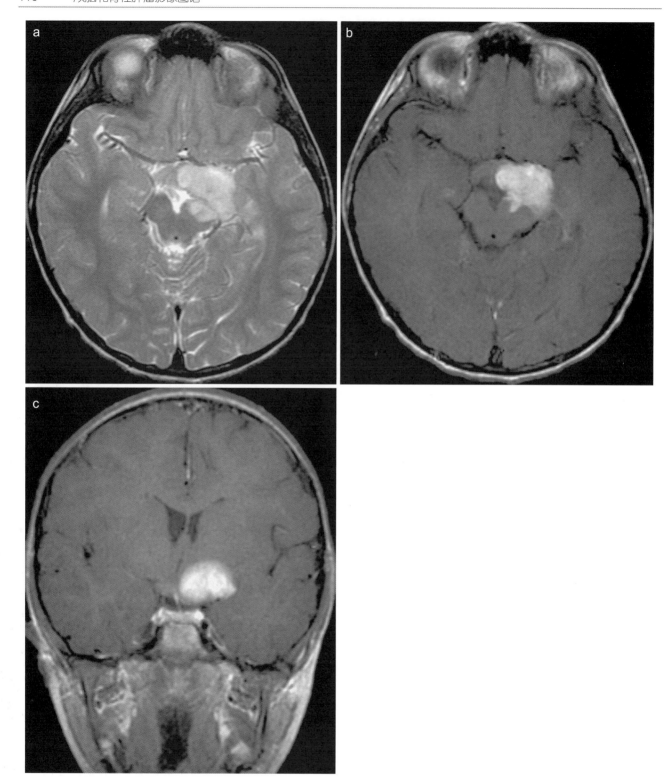

图 3.15 视通路胶质瘤。左侧视交叉 – 下丘脑胶质瘤 4 岁患者的横轴位 T2WI (a)、横轴位 (b) 和冠状位 (c) 增强 T1WI 显示肿瘤有强化,膨胀性生长,从左侧视交叉沿视束和下丘脑向后延伸,向下进入大脑脚,向外侵犯内侧颞叶(未显示)。尽管病理组织学上通常是低级别肿瘤,但发生在 5 岁以下和 20 岁以上患者的视交叉 – 下丘脑胶质瘤可表现为侵袭性生长。肿瘤位置偏后也可能表明预后不良。考虑该例患者的年龄、肿瘤部位以及一年内肿瘤增长缓慢,仅给予了化疗;对于年龄较小的儿童,可能的话放疗应推迟进行。

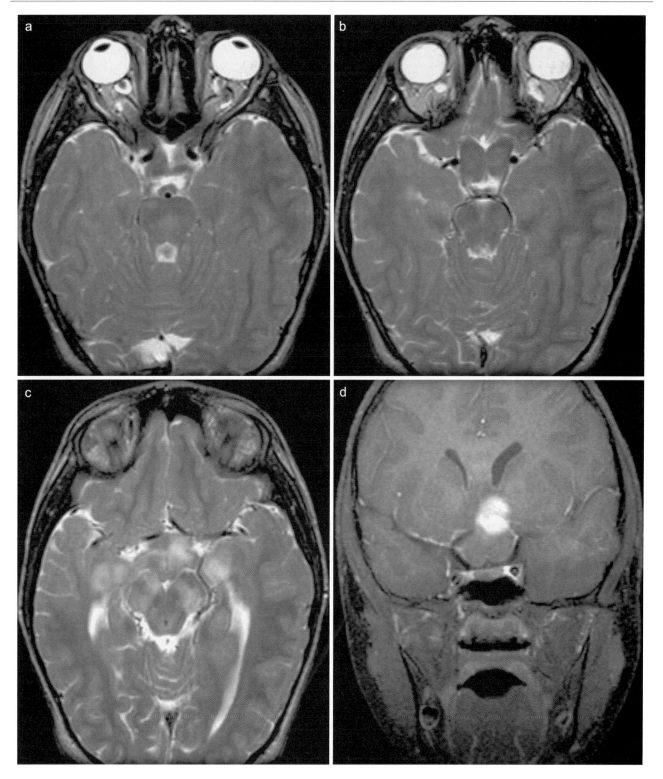

图 3.16　视通路胶质瘤。双侧视交叉 – 下丘脑和视通路胶质瘤 7 岁患者的横轴位 T2WI (a~c) 显示膨胀性生长的肿瘤位于交叉前视神经（从前向后）、视交叉、视束和视通路，T2WI 呈高信号。此外，脑干、大脑和小脑白质区（未显示）的 T2 高信号区，与原发基础病神经纤维瘤病 I 型的空泡样改变一致。3 个月后冠状位脂肪抑制增强 T1WI (d) 显示视交叉和下丘脑出现新的强化区域，提示需要化疗。

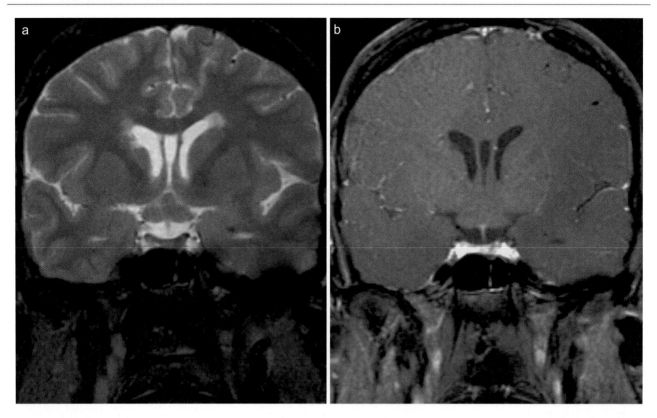

图 3.17 视通路胶质瘤。Ⅰ型神经纤维瘤病 19 岁患者的冠状位脂肪抑制 T2WI (a) 和增强 T1WI (b) 显示膨胀性生长的视交叉胶质瘤,增强扫描无强化。注意,正常颈内动脉和邻近 Willis 环血管流空消失,符合烟雾综合征,这也是 Ⅰ 型神经纤维瘤病中可见的血管病变之一。

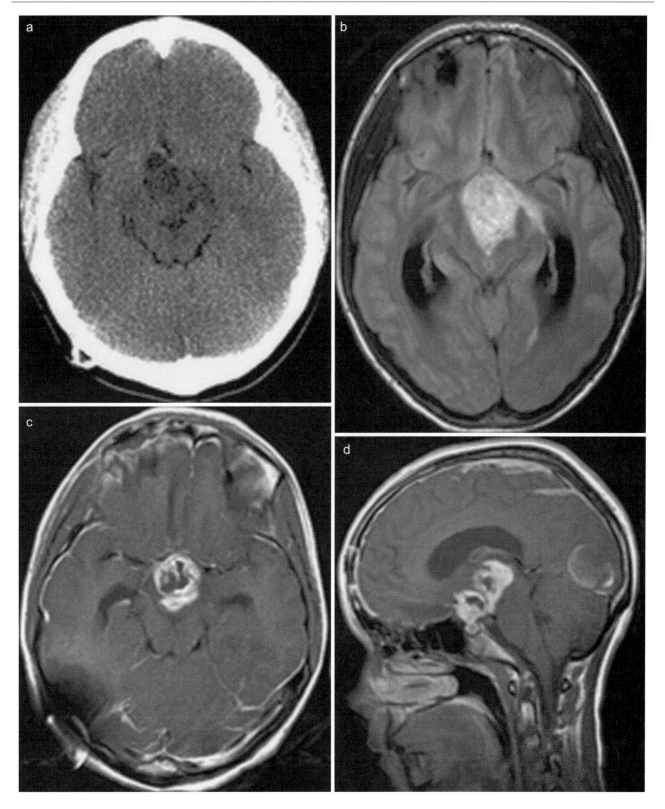

图 3.18　视通路胶质瘤。横轴位平扫 CT (a)、FLAIR (b)、横轴位增强 (c)、矢状位增强 (d)T1WI 和冠状位 T2WI (e) 显示囊实性肿瘤,不均匀强化,病变呈膨胀性生长,累及视交叉、下丘脑、视束,压迫第三脑室导致梗阻性脑积水,表现为包括颞角的侧脑室扩张。(待续)

e

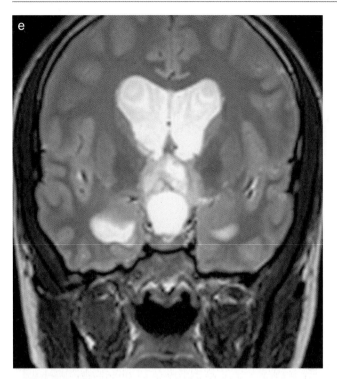

图 3.18（续）

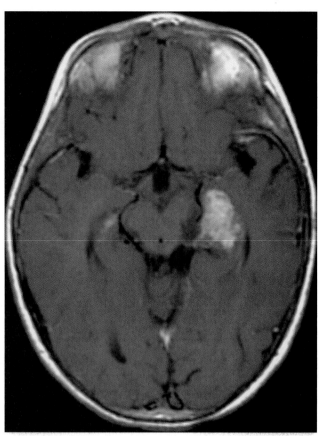

图 3.20　视通路胶质瘤。横轴位增强 T1WI 显示左侧颞叶内侧外侧膝状体旁明显强化的肿瘤，未累及其余视通路。

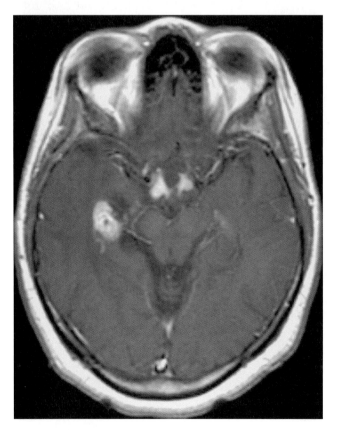

图 3.19　视通路胶质瘤。横轴位增强 T1WI 显示双侧视束和右颞叶内侧外侧膝状体旁的强化肿瘤。连续观察病变也见于视交叉和下丘脑（未显示）。

垂体炎

　　垂体炎或自身免疫性垂体炎的影像学表现类似于无分泌性垂体腺瘤[14]，包括淋巴细胞性和肉芽肿性两种组织学亚型[14]。淋巴细胞性为最常见的亚型，几乎完全见于女性，男女发病率之比为 1:9[15]。垂体炎往往误诊为腺瘤，通常是手术次全切后病理证实[14]。垂体炎最常见的 MR 表现为垂体柄增厚并均匀强化，可伴或不伴有垂体肿块[14]。

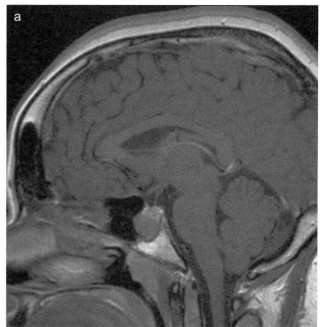

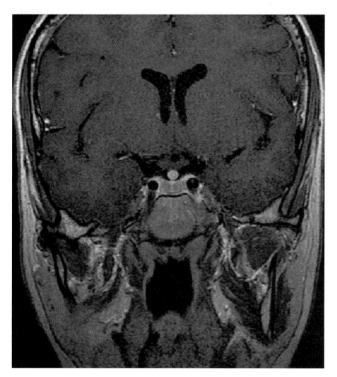

图 3.21　淋巴细胞性垂体炎。患者女性 31 岁，在妊娠晚期出现糖尿病尿崩症伴多饮多尿，冠状位增强 T1WI 显示中线垂体柄增厚达 0.5cm 而垂体正常。虽然增厚的垂体柄是非特异性，但与怀孕相关的自身免疫性淋巴细胞性垂体炎表现一致。几个月后漏斗大小恢复正常（＜3mm）。

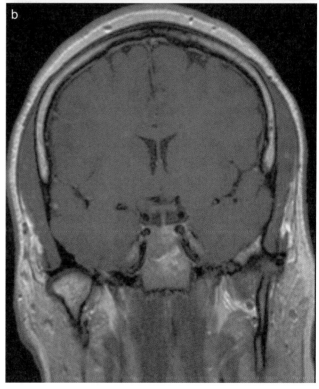

图 3.22　淋巴细胞性垂体炎。患者女性 25 岁，矢状位 (a) 和冠状位 (b) 增强 T1WI 显示增强的蝶鞍肿瘤向下生长进入蝶窦。病理提示垂体泌乳素大腺瘤伴淋巴细胞性垂体炎。

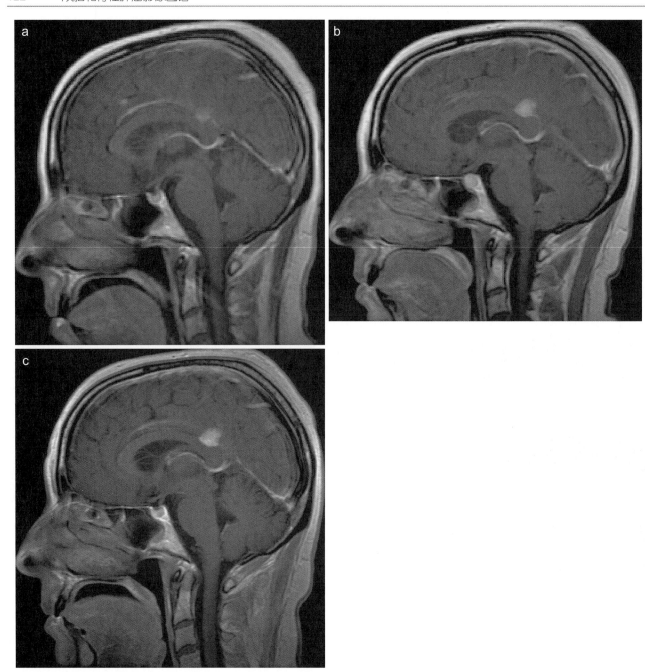

图 3.23 Ipilimumab 性垂体炎。黑色素瘤患者 Ipilimumab 药物治疗前 (a)、治疗期间 (b) 及治疗后 (c) 矢状位增强 T1WI 显示垂体弥漫性均匀增大 (b)，停药后恢复正常 (c)。扣带后回可见增强的转移瘤 (a)，在药物治疗期间增大 (b)，之后稳定 (c)。

灰结节错构瘤

灰结节错构瘤为下丘脑灰结节区的异位神经元和胶质细胞构成,是一种先天性畸形[16]。灰结节错构瘤占促黄体激素过量释放导致的性早熟患者的 1/3[16, 17]。大多数患者临床症状为性早熟,但癫痫发作也是常见的初期表现。灰结节错构瘤通常发生于 1~3 岁,无明显的性别差异[18]。患者通常用激素抑制剂治疗,当药物无效时才考虑手术[16, 18]。灰结节错构瘤 MR 表现为小圆形病变,无强化,囊变或钙化罕见[16]。

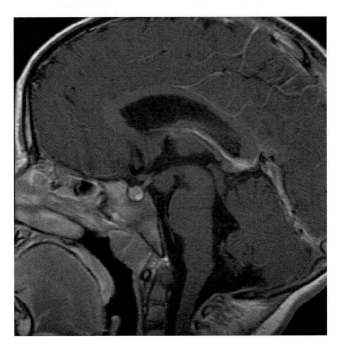

图 3.24 灰结节错构瘤。矢状位增强 T1WI 显示结节性病变位于漏斗后方和乳头体前方,沿第三脑室前部底生长。肿瘤部位无强化,并与正常灰质等信号的特征可诊断为下丘脑旁灰结节错构瘤。好发于 10~20 岁,男性多于女性。下丘脑旁错构瘤常有蒂,更可能与性早熟相关。而下丘脑内的错构瘤无蒂,可能会导致第三脑室底部变形,而且更可能与痴笑样癫痫相关。

朗格罕组织细胞增生症

朗格罕组织细胞增生症(langerhans cell histiocytosis,LCH)是一组由于与朗格罕细胞相似特征的树突状细胞的过度增生导致的疾病[19]。该病进展迅速,会侵犯身体内几乎所有的器官,但很少累及中枢神经系统[19]。中枢神经系统 MR 的最常见表现为鞍内边界清楚的肉芽肿。临床症状通常因垂体前叶受侵犯导致激素分泌不足引起[19]。

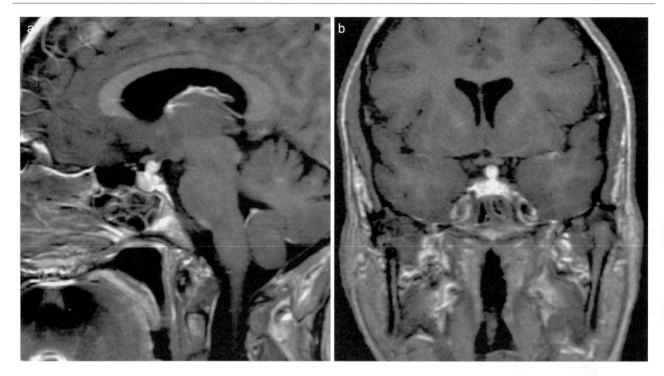

图 3.25   朗格罕组织细胞增生症。矢状位 (a) 和冠状位 (b) 增强 T1WI 显示漏斗增厚,其正常厚度通常小于 3mm。在平扫图像(未显示)中垂体后叶的高信号(由于存在垂体加压素颗粒)消失,与正常的下丘脑 – 垂体通路中断有关。1/4 的患者可出现尿崩症。本例患者由于弥漫的 LCH 出现了颅骨溶骨性破坏(未显示)。

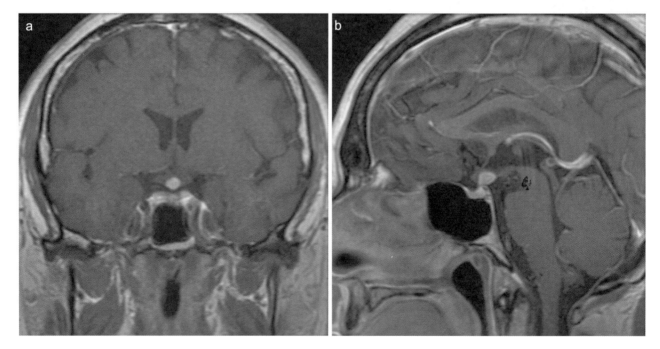

图 3.26   朗格罕组织细胞增生症。患者 51 岁,冠状位 (a) 和矢状位 (b) 增强 T1WI 显示漏斗增厚(见图 3.25)。还可见于转移瘤、生殖细胞肿瘤(儿童)、结核和结节病。

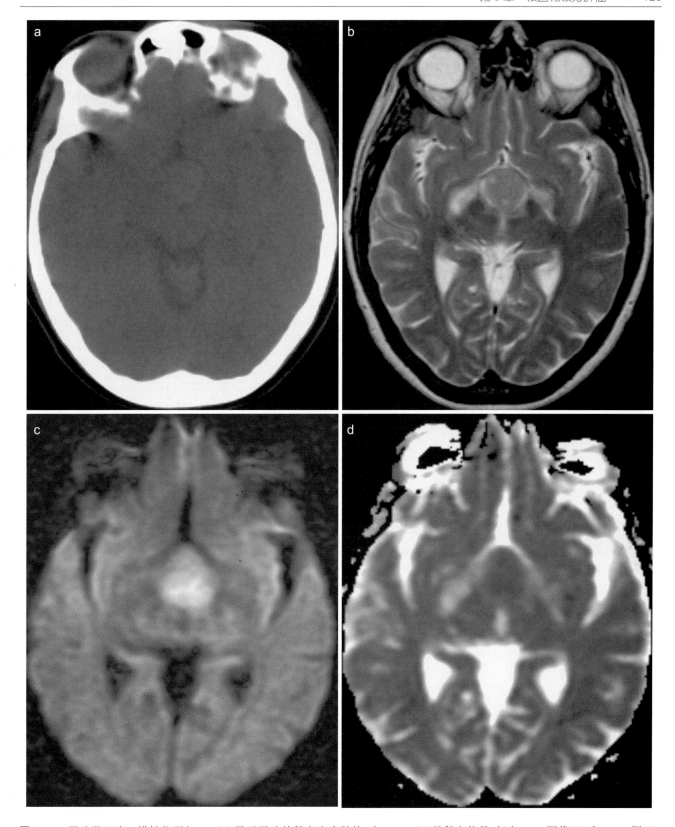

图 3.27　漏斗淋巴瘤。横轴位平扫 CT (a) 显示漏斗的稍高密度肿块，在 T2WI (b) 呈稍高信号，仅在 DWI 图像 (c) 和 ADC 图 (d) 上显示有扩散受限。横轴位 (e) 和冠状位 (f) 增强 T1WI 显示肿瘤均匀强化，扩散受限是细胞排列紧密和核∶浆比高肿瘤的典型表现，与其他小圆形蓝染细胞肿瘤相似。（待续）

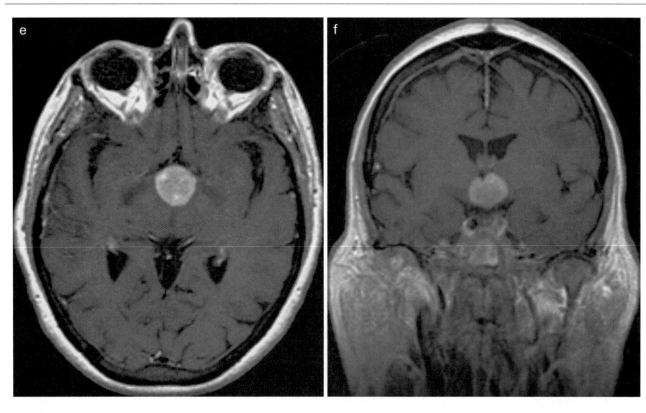

图 3.27（续）

脑膜瘤

脑膜瘤是起源于脑膜的一种生长缓慢的良性肿瘤。鞍区和鞍旁脑膜瘤常发生在蝶骨平台或鞍结节中线区[20]。由于视觉通路的组织结构受压,患者通常出现单侧视力丧失[20]。仅当有临床症状时才需行手术切除。无症状的脑膜瘤需影像学随诊。病变通常表现为以脑膜为基底的强化肿块并伴有骨皮质的反应性增生[20,21]。

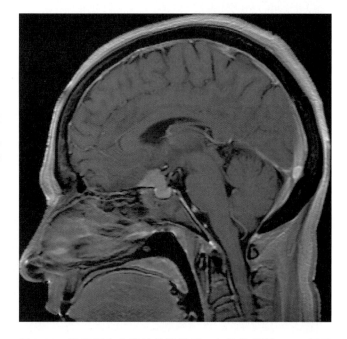

图 3.28   蝶骨平台和鞍结节脑膜瘤。矢状位增强 T1WI 显示鞍上池强化轴外肿瘤,向前扩展且宽基与蝶骨平台硬脑膜相连,向后下方扩展至鞍结节并突向蝶鞍。蝶骨平台骨皮质轻微增生或"泡状突起"是脑膜瘤的诊断依据。

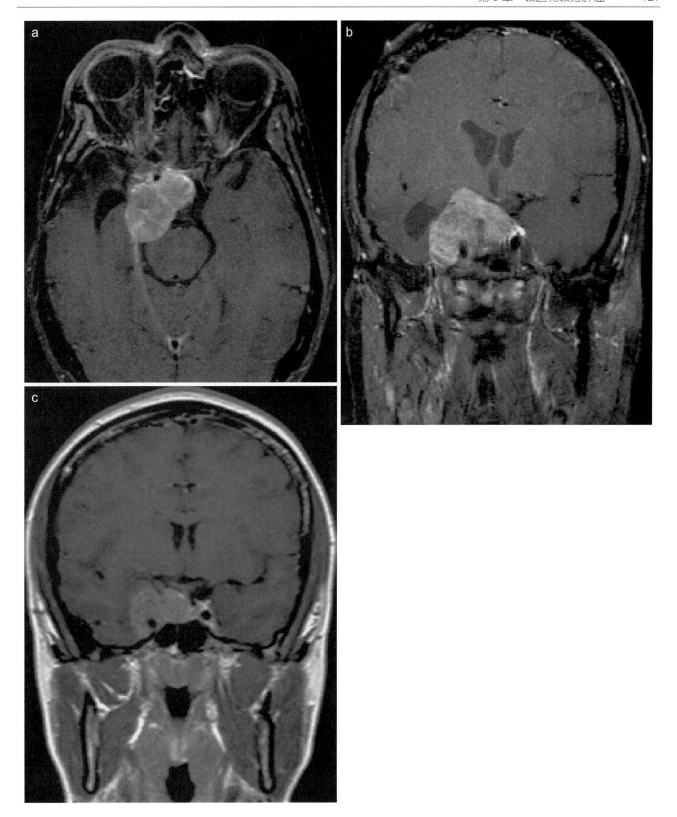

图 3.29　海绵窦旁脑膜瘤。横轴位增强 T1WI (a) 以及冠状位脂肪抑制 (b) 和无脂肪抑制 (c) T1WI 显示膨胀性轴外生长的肿瘤，中心位于右侧海绵窦和海绵窦旁区，向内突入蝶鞍和鞍上池，垂体柄受压移位，外侧延伸至中颅窝，向后沿岩斜韧带进入基底池和桥前池。

参考文献

1. Johnsen DE, Woodruff WW, Allen IS, et al. MR imaging of the sellar and juxtasellar regions. Radiographics. 1991;11:727–58.
2. Osborne AG. Sella and pituitary. In: Mascarenaz AD, Dearth CL, Kaerli M, editors. Diagnostic imaging: brain. Salt Lake City: Amirsys; 2005. p. 4–7.
3. Bronstein MD, Paraiba DB, Jallad RS. Management of pituitary tumors in pregnancy. Nat Rev Endocrinol. 2011;7:301–10.
4. Osborne AG. Sella and pituitary. In: Mascarenaz AD, Dearth CL, Kaerli M, editors. Diagnostic imaging: brain. Salt Lake City: Amirsys; 2005. p. 20–2.
5. Cottier JP, Destriex C, Brunereau L, et al. Cavernous sinus invasion by pituitary adenoma: MR imaging. Radiology. 2000; 215:463–9.
6. Osborne AG. Sella and pituitary. In: Mascarenaz AD, Dearth CL, Kaerli M, editors. Diagnostic imaging: brain. Salt Lake City: Amirsys; 2005. p. 24–6.
7. Berkmann S, Fandino J, Zosso S, et al. Intraoperative magnetic resonance imaging and early prognosis for vision after transsphenoidal surgery for sellar lesions. J Neurosurg. 2011;115: 518–27.
8. Byun WB, Kim OL, Kim DS. MR imaging findings of Rathke's cleft cysts: significance of intracystic nodules. AJNR Am J Neuroradiol. 2000;21:485–8.
9. Osborne AG. Sella and pituitary. In: Mascarenaz AD, Dearth CL, Kaerli M, editors. Diagnostic imaging: brain. Salt Lake City: Amirsys; 2005. p. 16–8.
10. Gupta DK, Ojha BK, Sarkar C, et al. Recurrence in craniopharyngiomas: analysis of clinical and histological features. J Clin Neurosci. 2006;13:438–42.
11. Osborne AG. Sella and pituitary. In: Mascarenaz AD, Dearth CL, Kaerli M, editors. Diagnostic imaging: brain. Salt Lake City: Amirsys; 2005. p. 32–4.
12. Shin JL, Asa SL, Woodhouse LJ, et al. Cystic lesions of the pituitary: clinicopathological features distinguishing craniopharyngioma, Rathke's cleft cyst, and arachnoid cyst. J Clin Endocrinol Metabol. 1999;84:3972–82.
13. Kornreich L, Blaser S, Schwarz M, et al. Optic pathway glioma: correlation of imaging findings with the presence of neurofibromatosis. AJNR Am J Neuroradiol. 2001;22: 1963–9.
14. Gutenberg A, Larsen J, Lupi I, et al. A radiologic score to distinguish autoimmune hypophysitis from nonsecreting pituitary adenoma preoperatively. AJNR Am J Neuroradiol. 2009;30:1766–72.
15. Osborne AG. Sella and pituitary. In: Mascarenaz AD, Dearth CL, Kaerli M, editors. Diagnostic imaging: brain. Salt Lake City: Amirsys; 2005. p. 40–1.
16. Saleem SN, Said A-HM, Lee DH. Lesions of the hypothalamus: MR imaging diagnostic features. Radiographics. 2007;27: 1087–108.
17. Arita K, Ikawa F, Kurisu K, et al. The relationship between magnetic resonance imaging findings and clinical manifestations of hypothalamic hamartoma. J Neurosurg. 1999;91: 212–22.
18. Osborne AG. Sella and pituitary. In: Mascarenaz AD, Dearth CL, Kaerli M, editors. Diagnostic imaging: brain. Salt Lake City: Amirsys; 2005. p. 12–4.
19. Grois N, Prayer D, Prosch H, et al. Neuropathology of CNS disease in Langerhans cell histiocytosis. Brain. 2005;128:829–38.
20. Massachusetts General Hospital. Tuberculum sellae meningioma. Accessible at: http://neurosurgery.mgh.harvard.edu/cranialbasecenter/ c94.htm . Accessed 1 Dec 2011.
21. Osborne AG. Skull, scalp, and meninges. In: Mascarenaz AD, Dearth CL, Kaerli M, editors. Diagnostic imaging: brain. Salt Lake City: Amirsys; 2005. p. 56–8.

脊柱肿瘤

第 4 章

Alan Victor Krauthamer, Sasan Partovi, John Lyo

脊柱椎管分为三个部分：硬脊膜外、髓外硬脊膜下、脊髓内。为了准确诊断脊柱肿瘤，首先判断肿瘤发生的部位十分重要。不同的脊柱肿瘤生长在不同的部

A. V. Krauthamer (✉)
Department of Radiology,
New York Presbyterian Hospital/well Cornell Medical College,
New York, NY, USA

Department of Radiology, Division of Neuroradiology,
Memorial Sloan-Kettering Cancer Center,
1275 York Avenue, MRI-1156, New York, NY 10065, USA
e-mail: avkmd1@gmail.com

S. Partovi
Department of Radiology, Memorial Sloan-Kettering Cancer Center,
1275 York Avenue, MRI-1156, New York, NY 10065, USA
e-mail: sasanp@gmx.de

J. Lyo
Department of Radiology,
New York Presbyterian Hospital/Weill Cornell Medical College,
New York, NY, USA

Department of Radiology, Neuroradiology Service,
Memorial Sloan-Kettering Cancer Center,
1275 York Avenue, MRI-1156, New York, NY 10065, USA
e-mail: lyoj@mskcc.org

位,这与该部位的解剖结构相关。例如,原发骨肿瘤如骨母细胞瘤发生在硬脊膜外区,因为硬脊膜外区有椎骨存在。所以肿瘤的定位是作出正确诊断的可靠鉴别因素。病理上相同的肿瘤可以累及不同的部位,既可以孤立生长于某一部位,也可以同时累及多个部位。例如,转移性病变可能累及脊柱椎管的各个部分,包括脊髓内区域。有些肿瘤同时累及多个部位,最典型的例子是周围神经鞘肿瘤(如神经鞘瘤),它们常累及髓外硬脊膜下间隙,但是有时也会超出椎管通过邻近的神经孔侵入硬脊膜外区,反之亦然。

一般而言,为了准确定位病变,还应该密切注意观察病变的边缘以及其对相邻脑脊液间隙的影响。硬脊膜外肿瘤在病变与脊髓间可见一清晰的脑脊液间隙,该病变使硬脊膜下腔变窄。相反,髓外硬脊膜下肿瘤会使同侧的硬脊膜下腔增宽,同时压迫脊髓及马尾神经根向对侧移位。脊髓内肿瘤最典型的表现为脊髓膨胀性占位效应,结果导致周围脑脊液间隙变窄,导致相邻脊椎重塑及椎管变宽。

对发生在脊柱各部位的不同肿瘤,本章将给读者提供了一个全面的认识。病变其他相关因素,例如临床症状、年龄、性别等因素,对鉴别诊断乃至最后作出正确的诊断也十分重要。脊柱肿瘤高剂量放射治疗的并发症将会作为一个单独的题目在本章结论部分叙述。

S. Karimi (ed.), *Atlas of Brain and Spine Oncology Imaging*, Atlas of Oncology Imaging,
DOI 10.1007/978-1-4614-5653-7_4, © Springer Science+Business Media New York 2013

硬脊膜外肿瘤

内生骨疣(骨岛)

内生骨疣最常被认为是骨岛,无临床症状,偶然被发现。骨岛是由含有哈弗系统的板层状致密骨组成的良性发育性病变,病变深入骨髓腔,通常位于骨皮质下[1]。骨岛常发生于中轴骨,特别是脊柱、骨盆及肋骨。病变大小不一,通常小于 1cm。超过 2cm 的病变称为巨大骨岛。病变边缘常常不规则且有毛刺;但是病变邻近的骨小梁完全正常,这有助于鉴别骨岛与有相似表现的成骨性转移瘤。其他有助于鉴别诊断的特征包括:病变的大小、稳固性及无放射性同位素骨扫描浓聚。但是这也不是绝对的,因为骨岛有时会逐渐增大,一些较大的骨岛由于成骨细胞活跃也会表现出放射性骨浓聚[1]。

影像学特征   骨岛常表现为不强化的、各序列均与骨皮质一致的均匀低信号。病变邻近髓腔信号正常,这有助于与硬化性转移瘤鉴别[1]。

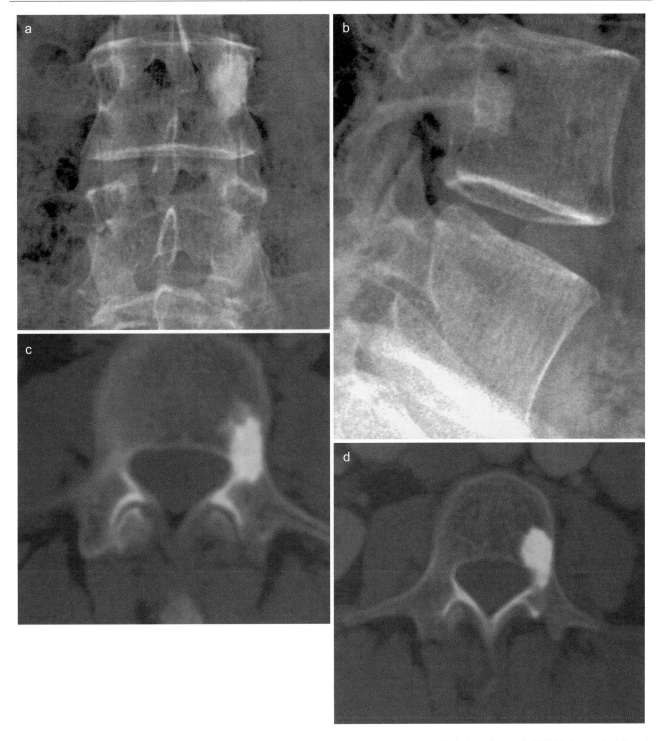

图 4.1 骨岛。 腰椎正侧位平片 (a, b) 显示,在 L4 椎体左侧椎弓根有一个卵圆形硬化性病变。鉴于此非特异性表现,需要进一步检查以排除成骨性转移。轴位 CT 成像 (c, d) 进一步显示病变边缘不规则和毛刺。MRI 矢状位 T1WI(e)、矢状位 T2WI(f) 和横轴位 T2WI(g) 显示 T1、T2 呈均匀低信号,与骨皮质信号强度相同,边缘清楚,有毛刺。MRI 有助于确认周边骨髓是正常的,从而支持诊断为骨岛而不是成骨性骨转移。增强扫描后病变无强化。(待续)

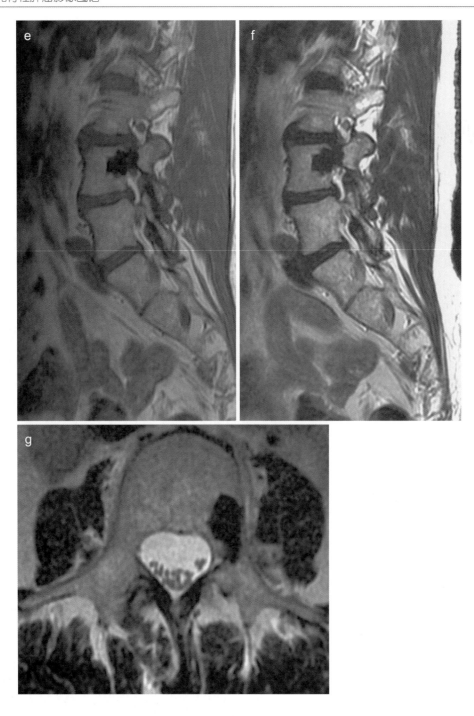

图 4.1（续）

血管瘤

椎体血管瘤是偶发的无症状良性血管病变,女性稍多,发病率随年龄的增长而增加。可单发或多发,最常出现于下段胸椎和上段腰椎 [2]。在某些情况下,血管瘤可能会具有侵袭性,超出椎体边界延伸至椎后份、硬膜外间隙和神经孔,导致脊髓或神经根受累。椎体血管瘤是由内皮细胞衬里的毛细血管、海绵窦和散布的垂直骨小梁及脂肪组织组成 [3]。由于病变浸润至髓腔,引起垂直的骨小梁代偿性增粗,所以病理性压缩骨折少见。

影像学特征 矢状位 CT 显示,增粗的垂直骨小梁使病变产生特征性的"栅栏"或"蜂窝"征象,轴状 CT 上显示"圆点"征。由于脂肪基质的存在,血管瘤在 MRI 上 T1 和 T2 序列通常表现为高信号。T1 序列高信号是该病变的标志,除了一些黑色素转移瘤外,其他非外生性骨肿瘤均无此特征 [2]。增强扫描后病变明显强化是其另一特征。少数情况下,脂肪含量较少的血管瘤会出现等 T1 或略低 T1 信号,此时可能难以与转移性肿瘤鉴别,尤其是多发的血管瘤。在短 T1 反转恢复(short TI inversion recovery,STIR)或 T2 脂肪抑制成像中,高脂肪含量的血管瘤会显示为低信号,而低脂肪含量的则会显示为高信号。

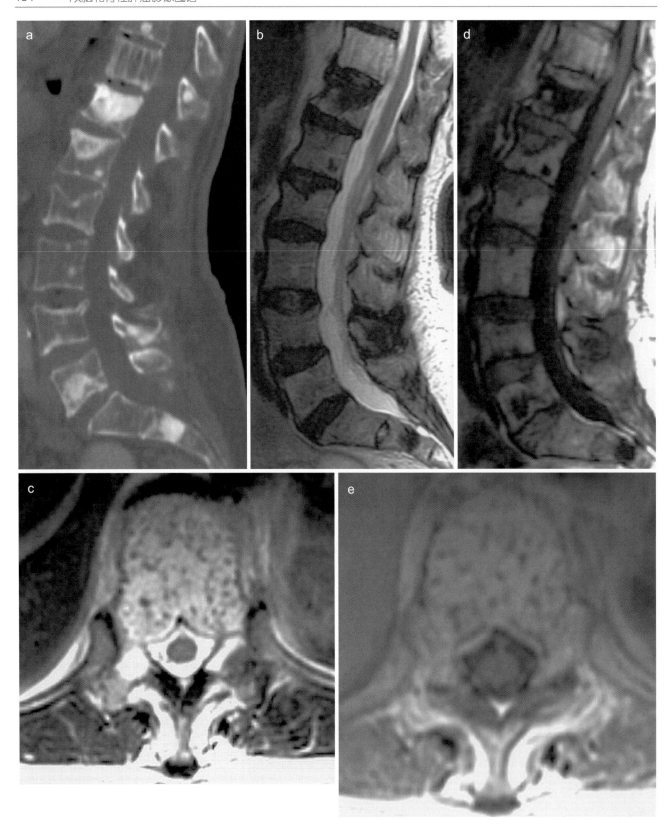

图 4.2 椎体血管瘤。 矢状位 CT(a) 显示,胸 11 椎体内含有粗大的垂直骨小梁和低密度脂肪间隔的微膨胀病变,形成椎体血管瘤特征性的"栅栏征"。此患者也患前列腺癌,也看到多层面、多灶性硬化的椎体转移瘤。MRI 矢状位 T2WI (b)、横轴位 T2WI (c) 和矢状位 T1WI (d) 显示胸 11 椎体内病变由于高脂肪含量而产生特征性 T1、T2 高信号。横轴位 T2WI 进一步显示该病变的边缘延伸至椎弓根及腹侧硬脊膜外间隙。在横轴位影像上增粗的低信号骨小梁产生特征性的"圆点征"。横轴位增强 T1WI MRI (e) 显示病变强化,并向硬脊膜外、骨外延伸,这一特征并不常见,有可能造成脊髓受压。对于有症状的病例,可采用外科介入干预、动脉栓塞或多次局部放射治疗。单纯放疗也可能使血管闭塞,肿瘤缩小,从而达到满意的效果 [2]。

动脉瘤样骨囊肿

动脉瘤样骨囊肿（aneurysmal bone cysts，ABC）是好发于 20 岁之前的不明原因的假肿瘤样充血、出血性病变[4]。最常发生于下肢长骨，其次是上肢[5]。12%~30% 的 ABC 发生于脊柱，最常累及胸椎，其次是腰椎和颈椎[6]。ABC 通常以椎体后方附件结构为中心，常延伸到椎体，有时可能会累及到相邻椎体及椎间盘，或扩展到相邻肋骨或脊柱旁软组织。ABC 分为原发性（无潜在病变）和继发性（伴发骨肿瘤，如骨巨细胞瘤、骨母细胞瘤、软骨母细胞瘤或骨肉瘤等）。病理上，它们是多房状血液填充的无内皮细胞的间隙。在血液填充的囊状间隙间的实性成分由巨噬细胞、纤维组织和增生骨组织构成。少数情况下，约有 5%~7.5% 的 ABC 主要由实性成分组成，称为实性 ABC，少发生于脊柱[1]。

影像学特征　在 CT 上，ABC 是膨胀性、溶骨性病变，被缺乏矿物质的薄的骨膜层包绕。在约 1/3 病例中，可以看到因出血和沉淀所致的液 – 液平面[2]。MRI 对液平面检测更敏感，有时会因正铁血红蛋白存在导致 T1 高信号。在 T2WI 上，ABC 主要表现为高信号，边缘为完整的骨膜低信号环。增强扫描显示 ABC 通常表现为边缘及分隔强化，而病变内部填充的血液则无强化。

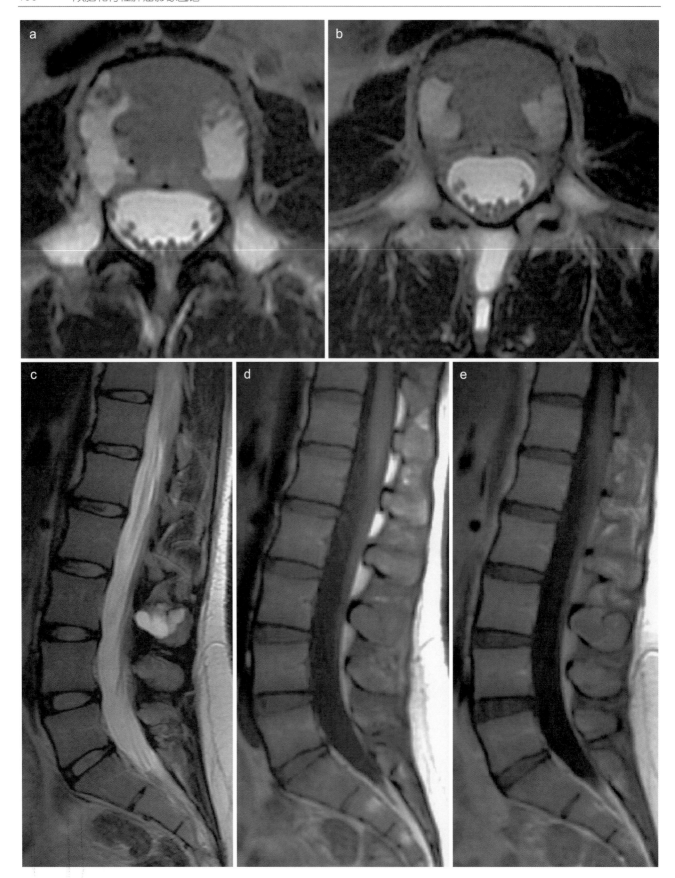

图 4.3 动脉瘤样骨囊肿。横轴位 T2WI (a，b) 和矢状位 T2WI (c) MRI 显示多囊性膨胀性病变通过 L3 棘突延伸至椎弓根、椎体和横突。病变主要表现为 T2 高信号并伴有多个低信号液平面。在矢状位 T1WI(d) 和增强 (e) T1WI 上，钆剂增强后病变显示明显特征性的 T1 低信号仅伴边缘强化。

骨样骨瘤

骨样骨瘤是良性的原发成骨性肿瘤,多发于10~20岁的青少年,男性居多,男女比例为(2∶1)~(3∶1)[1]。最常累及腰椎(59%),其次是颈椎(29%)和胸椎(12%)[1]。通常累及脊椎后部附件(椎弓根、椎板、关节面),极少累及椎体[1]。与骨母细胞瘤不同的是,骨样骨瘤通常小于1.5cm,疼痛剧烈夜间为著,而不是背部钝痛,但阿司匹林可以缓解疼痛[6]。疼痛可导致脊柱向病变对侧弯曲。骨样骨瘤包含由血管纤维结缔组织构成的瘤巢,周围被骨样基质所包绕。

影像学特征　核素骨显像常用于初步定位可疑的瘤巢,病变表现为局部区域明显放射性核素聚集。在CT上,病灶通常显示为低密度有或无中央钙化,周围为反应性骨硬化。MRI显示,病变通常是混杂信号。中央钙化巢和周围反应性硬化在T1、T2均为低信号,瘤巢内的非钙化区T2呈高信号,T1呈等信号,增强后有强化。周围反应性硬化的髓腔也可强化。

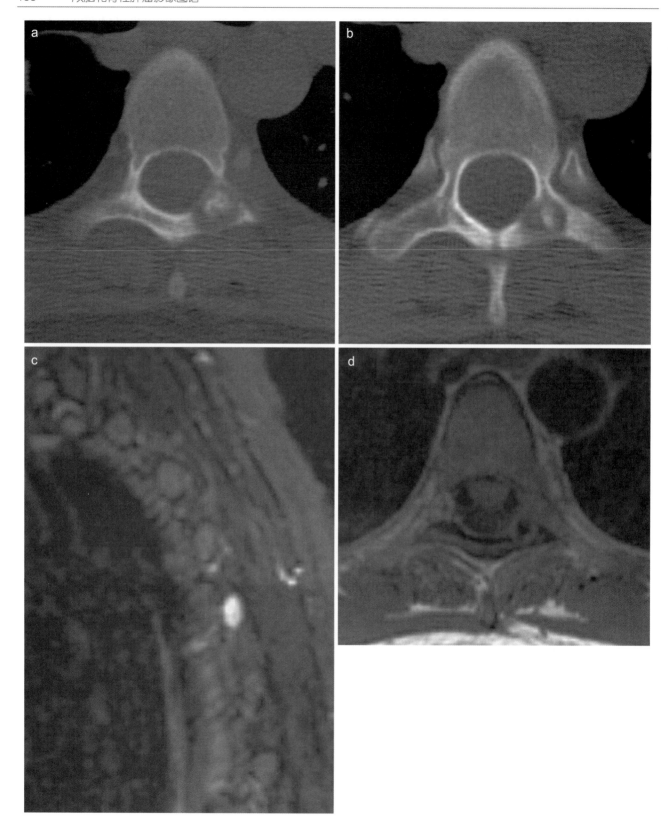

图 4.4 骨样骨瘤。横轴位 CT (a, b) 显示在胸 4 椎体左侧椎板内一个约 1.5cm 的外周低密度中央钙化高密度的病灶。周边有明显的反应性硬化,以左侧椎板和横突为显著。MRI 矢状位 STIR(c) 和横轴位 T1WI (d) 显示瘤巢 STIR 像为明显高信号,T1WI 呈周围等信号和中心低信号。注射对比剂后 (e),病灶周边部分强化,钙化的中心区无强化。在 Tc99m MDP 骨显像 (f, g) 上,病灶呈特征性局部放射性核素的聚集因而易于诊断。(待续)

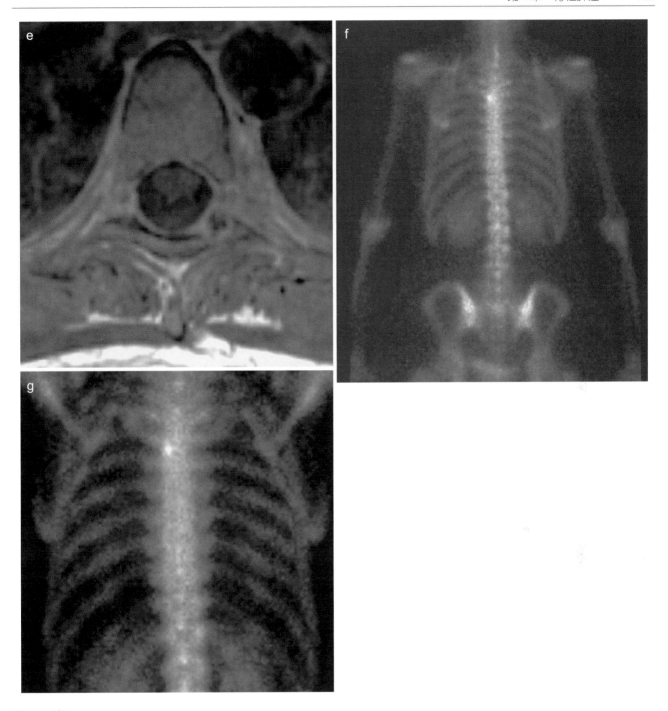

图 4.4（续）

骨母细胞瘤

骨母细胞瘤是原发的良性骨肿瘤，90% 发生于 11~30 岁，男女比例为 2 : 1[1,6]。病变通常位于椎后附件，也可能延伸至或发生在椎体。组织学上类似于骨样骨瘤，但病变大小和临床相关症状可鉴别二者。骨母细胞瘤通常大于 1.5~2cm，有局部钝痛和感觉异常，而不是骨样骨瘤的无神经症状的夜间痛[1,7]。与骨样骨瘤相同的是，骨母细胞瘤也会形成脊柱侧凸，只是通常凸向肿瘤侧[1]。

影像学特征　在 CT 或平片上，病变呈中央透明的膨胀性改变，部分中央区可见钙化，周围常出现硬化环。也可出现骨质破坏和周围软组织浸润的侵袭性表现。MRI 可评估疾病的范围以及与硬脊膜囊的侵犯。病变在 T2WI 表现为高信号，周围包绕反应性骨硬化形成的无信号环。在 T1 序列通常表现为低到中等信号，可见分叶状，边缘或分隔强化[6]。

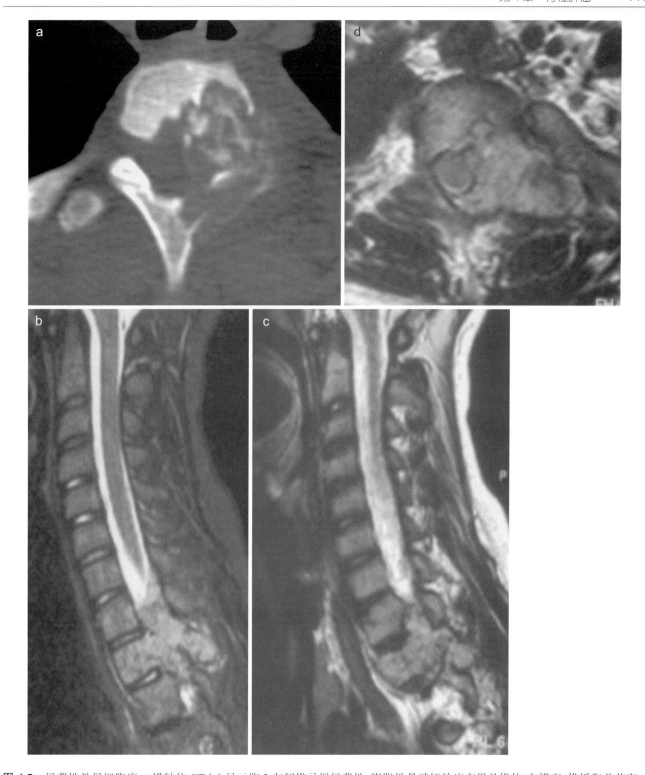

图 4.5 侵袭性骨母细胞瘤。 横轴位 CT (a) 显示胸 2 左侧椎弓根侵袭性、膨胀性骨破坏的病变累及椎体、左横突、椎板和关节突。病变中心和边缘可见分散的钙化灶。矢状位 STIR (b)、矢状位及横轴位 T2WI (c, d)、横轴位 T1WI (e) 显示，病变为 T2 高信号、T1 低信号，累及左侧椎旁软组织，以及左腹侧、外侧和背侧硬脊膜外间隙。正常蛛网膜下腔几乎完全消失，肿块压迫脊髓，使其向右侧移位。注射对比剂后病变呈均匀强化 (f)。（待续）

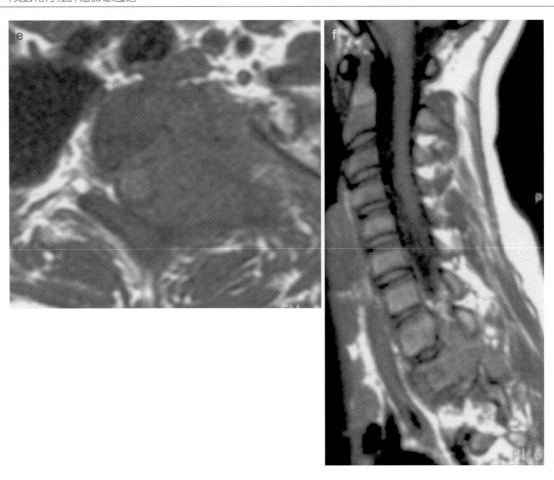

图 4.5（续）

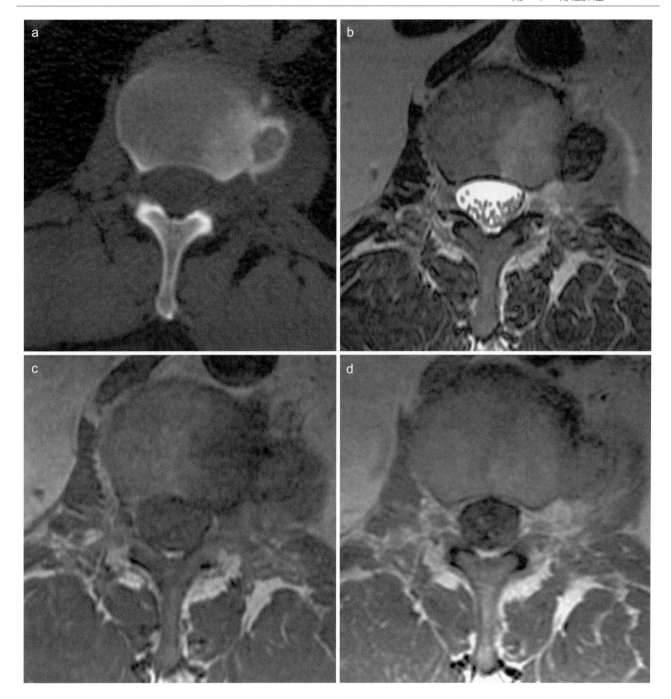

图 4.6 骨母细胞瘤。横轴位 CT (a) 显示椎体左侧分叶状、外生性骨病变,可见周围和中央致密的钙化以及边缘反应性骨硬化。在 MRI 横轴位 T2WI (b) 和 T1WI (c) 显示大部分病变为 T2、T1 低信号,左侧椎旁软组织浸润呈 T2 高信号、T1 低信号。相邻椎体左侧部分也可见类似表现,可能代表反应性水肿。注射对比剂后 (d) 外生部分弥漫性强化,椎体左侧部分和左侧椎旁软组织也有强化。

骨巨细胞瘤

骨巨细胞瘤（giant cell tumors，GCT）是侵袭性的原发骨肿瘤，好发于 11~40 岁，青春期前或 50 岁之后少见，女性略多 [7]。通常发生于四肢长骨的干骺端，发生在脊柱者可达 10%，通常累及骶骨，其次是胸椎、颈椎和腰椎 [1,7]。恶变少见，可由原发 GCT 发展而来，更多是继发于手术或放射治疗后，最终转化为预后差的高级别肉瘤 [8]。GCT 特征性病变为膨胀性、无钙化的溶骨性肿块。骶骨 GCT 常为范围较大的膨胀性骨质破坏，累及骶孔，可向中线两侧扩大并累及骶髂关节。相反，长骨 GCT 不会越过关节软骨进入关节间隙。脊柱 GCT 通常累及椎体，但可以延伸至附件和椎旁软组织。

影像学特征 CT 显示巨细胞瘤通常为与椎旁肌肉等密度的无钙化的溶骨性肿块。在 MRI 各序列上信号均不均匀，与脊髓相比，T1 上呈低至中等强度信号，T2 上呈低至等信号 [9]。这个不常见的低或等强度 T2 信号是致密胶原基质和含铁血黄素混合的结果，这有助于鉴别 GCT 和其他 T2 呈高信号的脊柱肿瘤 [9]。其他鉴别表现包括：病灶内 T1 和 T2 高信号的出血，囊变区内与动脉瘤样骨囊肿类似的液 – 液平面 [9]。注射对比剂后，病变增强表现各异，可以从轻度至明显强化，均匀或不均匀。

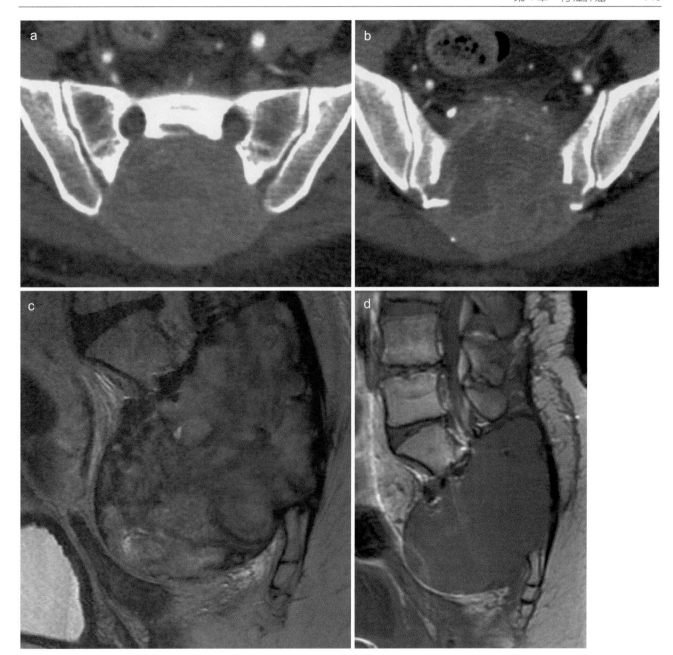

图 4.7　骶骨巨细胞瘤。横轴位 CT (a，b) 显示一较大的膨胀性软组织肿块伴有骨质破坏并延伸至骶前和背侧软组织。肿块内无钙化且与肌肉密度相近，但其内含有低密度囊变区。在 MRI，病变 T2 呈高低混杂信号，并可见更高信号的囊变区 (c)。T1 呈均匀低信号 (d)，不均匀强化，因囊性部分不强化所致 (e)。（待续）

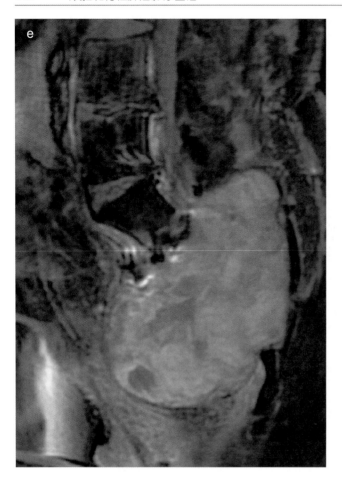

图 4.7（续）

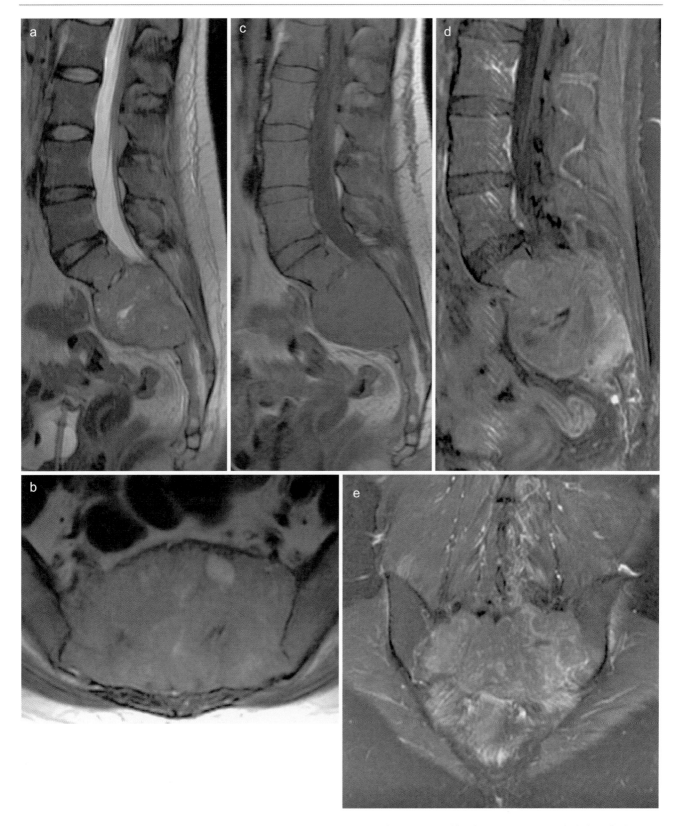

图 4.8　骶骨巨细胞瘤。矢状位和横轴位 T2WI (a, b) 显示膨胀的骶部肿物，其内可见特征性的低信号，并混有囊变的高信号区。在横轴位 T2WI (b) 最大的囊腔内可见非连续的液 – 液平面。在矢状位 T1WI (c) 病变呈均匀的 T1 低信号。注射对比剂后矢状位 (d) 和冠状位 (e) T1 脂肪抑制像显示病变呈明显的不均匀强化，肿块的边缘显示更清晰，经骶髂关节扩展至双侧髂骨。

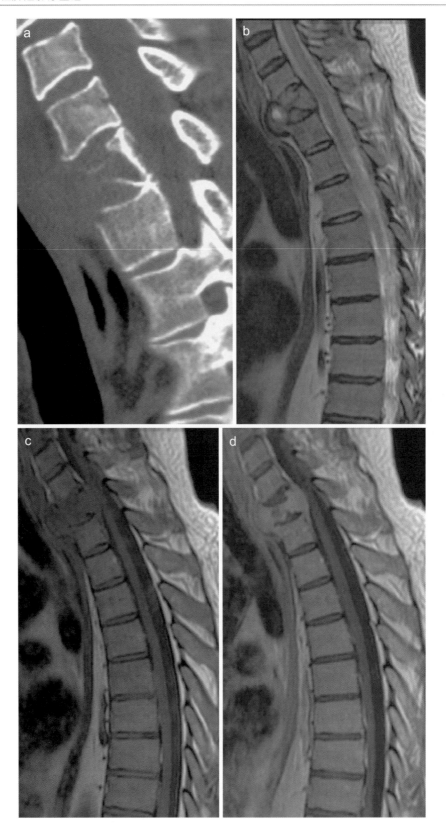

图 4.9   胸 4 椎体骨巨细胞瘤。 胸椎矢状位 CT (a) 显示胸 4 椎体内膨胀性、溶骨性、无钙化的等密度肿块, 累及椎前软组织, 伴椎体病理性塌陷变形。MRI 显示, 肿块大部分为 T2 低信号, 仅椎体前部局灶性囊变呈 T2 高信号 (b)。T1WI 肿块表现为低信号为主 (c), 增强后除囊变成分外, 均显著强化 (d)。

软骨肉瘤

软骨肉瘤是软骨起源的恶性肿瘤,可为原发或继发于已经存在的软骨病变,例如骨软骨瘤。最常出现于骨盆,但可能涉及脊柱和骶骨。原发于椎体或附件,其中胸椎和腰椎较常见,累及骶骨罕见[3]。3%~12%发生在脊柱的软骨肉瘤多发于 30~70 岁,平均年龄 45 岁[2,3]。这些肿瘤临床上常为低度恶性,生长缓慢但有局部浸润性。11% 的软骨肉瘤为间变型,发展为高度恶性非软骨成分肉瘤,生长迅速,甚至有转移倾向[10]。

影像学特征　在 CT 上,软骨肉瘤表现为溶骨性病变,以"环状和弧线状"为软骨基质钙化的标志[3]。在 MRI,肿瘤的钙化成分表现为 T1 和 T2 低信号,而非钙化部分显示 T1 低信号和 T2 高信号,这是由于透明软骨中水的含量较高所致[3]。MRI 增强后通常显示病变片状强化,有时为环状和弧线状强化。

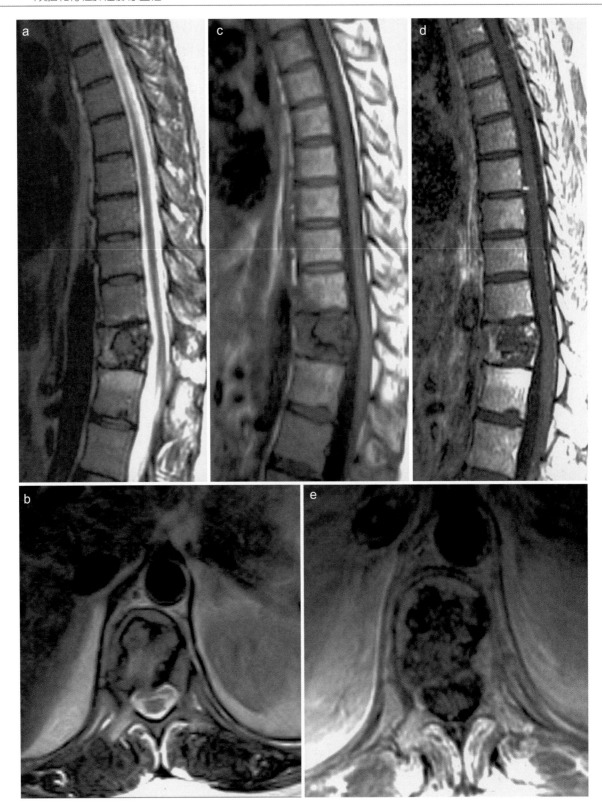

图 4.10 软骨肉瘤。MRI 的矢状位和横轴位 T2WI (a, b) 及矢状位 T1WI (c) 显示胸 10 椎体内不均匀的、分叶状、轻度膨胀性病变。病变内可见曲线样 T1、T2 低信号，与软骨基质钙化有关，病变内散布明显的 T2 高信号灶，与含水的透明软骨有关。在增强的矢状位和横轴位 T1WI (d, e)，病变区可见斑片状，有时为条状的强化，伴环状及弧线状结构。矢状位 CT 椎管造影 (f) 骨窗显示病变周边为致密的钙化软骨基质，中心为密度稍低的软骨基质。（待续）

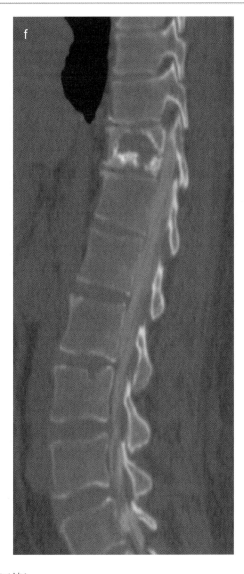

图 4.10（续）

脊索瘤

脊索瘤是来源于残余脊索的位于中线、分叶性、生长缓慢、局部浸润的恶性肿瘤。虽然它们可能沿脊索的分布发生于任何部位,但最常见的发生于骶尾（50%~60%）或蝶枕区（20%~40%）,小部分发生于颈椎,其次是其他脊柱节段[11]。脊索瘤常发生于中老年人群, 41~60 岁为发病高峰[11]。累及椎体且附件不受累的病变较累及骶骨、斜坡的病变更容易发生转移[3,12]。横跨数个椎体的软组织肿块为脊索瘤的特征性改变,可以发生在硬脊膜外间隙的腹面、侧面或背面。颈椎脊索瘤常见椎动脉受累[12]。

影像学特征　在 CT 上,脊索瘤典型表现为边界清楚与肌肉等密度的肿块,部分其内可见边缘模糊的不定形钙化。在 MRI 上脊索瘤通常表现为 T1 等信号或低信号, T2 明显高信号。T2 明显高信号是脊索瘤特征性表现,这是高度液泡化的细胞和细胞内外粘蛋白产物的共同结果[11]。在 MRI 的 T2 序列,胶状黏稠物通常被低信号的纤维组织分隔[3],此纤维间隔在 T2 序列最为有特异性。病变局部区域可见出血和高蛋白区, T1 序列呈高信号[11]。增强扫描表现多样,可以是均匀或不均匀的、总体或周围间隔的强化[13]。

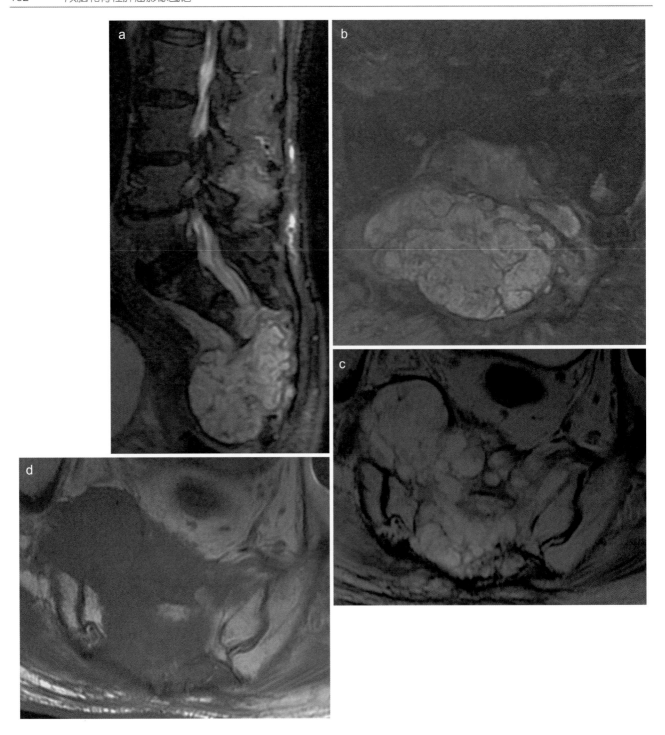

图 4.11 骶骨脊索瘤。矢状位 (a) 和冠状位 (b) STIR、横轴位 T2WI (c) 显示一膨胀性、多分叶状的骶骨肿物，T2WI 呈明显高信号，并可见 T2 低信号间隔延伸至骶前软组织。肿块大部分呈 T1 低信号 (d)，注射对比剂后，呈不均匀强化 (e)。（待续）

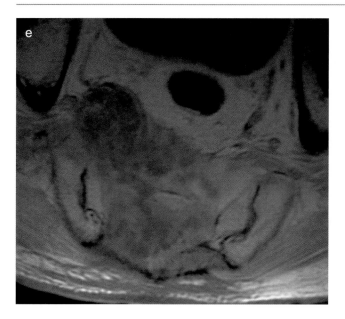

图 4.11（续）

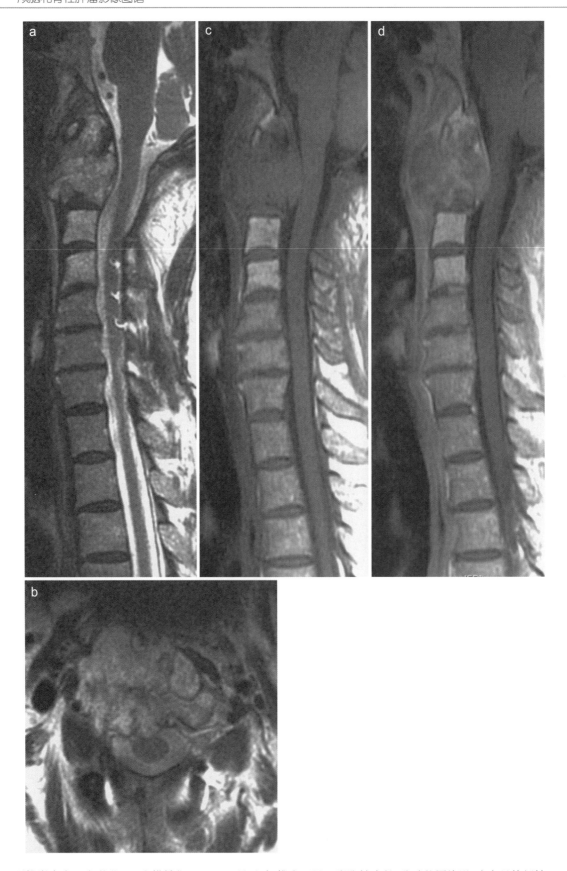

图 4.12 颈椎脊索瘤。 矢状位 (a) 和横轴位 (b) T2WI 显示,枢椎内可见一膨胀性生长、分叶状团块影,病变呈特征性 T2 高信号,以及多发低信号分隔。该病变延伸至椎前软组织以及腹侧硬脊膜外间隙,并紧邻腹侧脊髓。该病变 T1WI 呈低信号 (c),增强扫描呈不均匀强化 (d)。

良性脊索细胞瘤

良性脊索细胞瘤（benign notochordal cell tumors，BNCT）作为新增加的起源于脊索细胞的骨内良性肿瘤，它与脊索瘤发生部位一致，主要发生在斜坡、骶骨及活动度较大的脊椎。尸检发现约 20% 的成人尸体内发现此病，而且随着 CT 和 MRI 检查日益普及，该病的检出率呈逐年上升趋势 [14]。BNCT 组织学上与脊索瘤不同，但是这种不同有时会被忽略，影像学表现对于这种疾病的正确诊断起着巨大的作用，最终可以避免不必要的手术治疗。

影像学特征　最有助于区分良性脊索细胞瘤与脊索瘤的影像表现是 CT 上没有骨质破坏及骨外的蔓延，同时 MR 无强化 [14]。CT 通常表现为局限于椎体中心的硬化，部分病变可累及骨皮质，但不伴有皮质中断和骨质破坏 [15]。MR 中病灶在 T1 序列通常表现为均匀低信号，T2 序列表现为中等至高信号。与脊索瘤不同，增强 MR 上良性脊索细胞瘤不会显示强化 [14,15]。

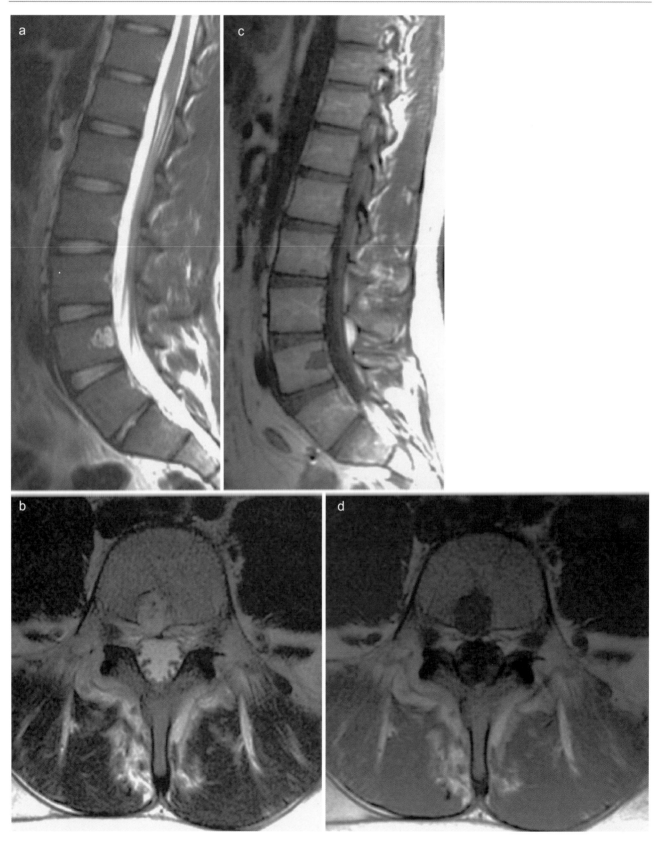

图 4.13   良性脊索细胞瘤。矢状位和横轴位 T2WI (a, b)、矢状位和横轴位 T1WI (c, d) 显示，L4 椎体中线背侧部位可见一轮廓清楚的 T1 低信号、T2 高信号影。矢状位与横轴位增强 T1WI (e, f) 显示病灶无明显强化，这个特点有助于与脊索瘤区分。（待续）

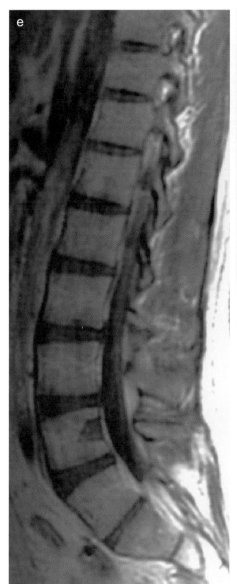

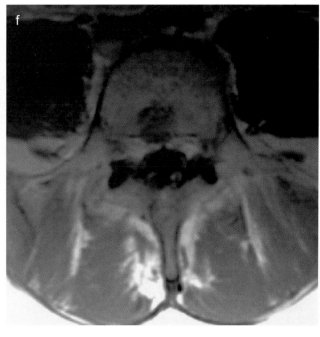

图 4.13（续）

神经母细胞瘤,神经节细胞瘤,神经节母细胞瘤

这三种肿瘤均起源于脊柱旁的交感神经及肾上腺髓质内的原始神经脊细胞。尽管这三种肿瘤起源于相同的细胞系,但它们转归不同:神经节细胞瘤是典型的良性肿瘤,由分化良好的成熟神经节细胞构成;而神经母细胞瘤和神经节母细胞瘤是低分化易转移的恶性肿瘤。以上三种肿瘤易发生于儿童。神经母细胞瘤 5 岁前易发病,神经节细胞瘤与节细胞神经母细胞瘤易发生于 5~8 岁 [8]。肿瘤通常表现为椭圆形肿块,并累及连续 3~5 个椎体的前缘和侧缘,邻近的神经和硬脊膜易受侵,以致肿瘤压迫脊髓和神经根 [16]。

影像学特征　MR 成像 T1WI 上,这三种肿瘤通常都表现为均匀的低信号。T2WI 上,肿瘤表现为不均匀信号:部分为高信号,而部分为低信号。病变内 T1、T2 高信号灶如果在脂肪抑制像表现为低信号,则被认为是神经节细胞瘤中的脂肪组织。这个特征有助于鉴别神经节细胞瘤 [16]。肿瘤强化,病灶内有时可见无强化坏死区或出血。

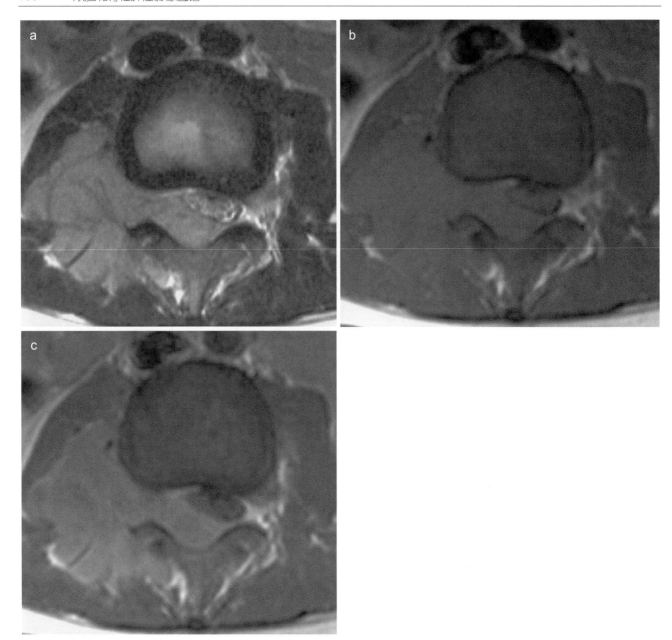

图 4.14 神经母细胞瘤。 横轴位 T2WI (a)、T1WI (b) 与增强 T1WI (c) 可见右侧椎旁肿块，T2 高信号，T1 低信号，均匀强化。肿块经 L2/L3 右侧椎间孔进入椎管，这在一定程度上减轻了病变对硬脊膜及 L2 右侧神经根的压迫。

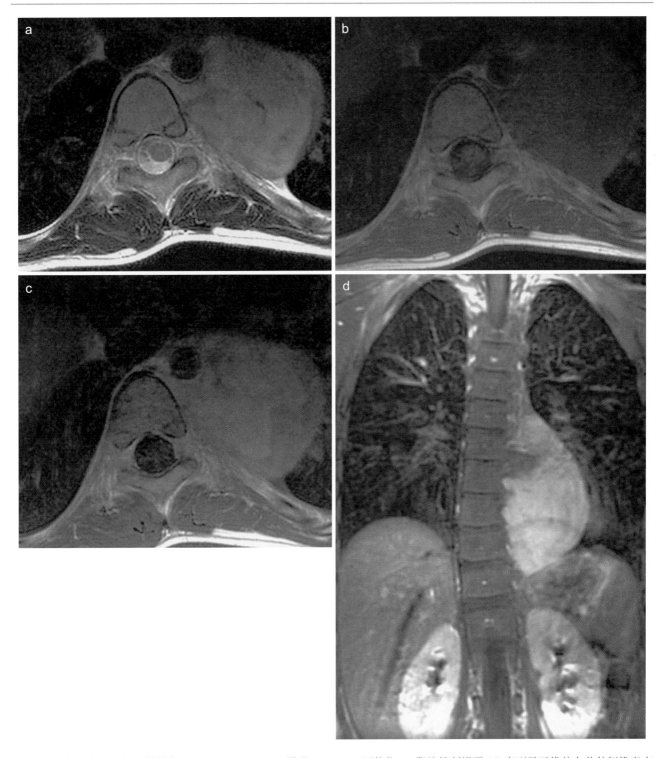

图 4.15　神经节细胞瘤。横轴位 T2WI (a)、T1WI (b)、增强 T1WI (c)、冠状位 T1 脂肪抑制增强 (d) 序列显示椎体左前外侧椎旁交感神经链区混杂的 T2 高信号病变。其在 T1WI 表现为均匀低信号影明显均匀强化。

骨转移瘤

脊柱是肿瘤转移的第三大好发部位,仅次于肺和肝,并且是最常见的骨转移部位[17]。60%~70% 的癌症患者会发生脊柱转移[17]。容易发生骨转移的肿瘤包括前列腺癌、乳腺癌、肺癌、甲状腺癌和肾细胞癌[17]。

影像学特征　脊柱骨转移瘤典型 MRI 表现为多发的局灶性、浸润性、溶骨性病变,相对于周围未受侵的骨髓,病变通常为 T1 低信号、T2 高信号。成骨性转移瘤与黑色素瘤转移例外。成骨性转移瘤通常在所有序列上都表现为局灶性低信号,黑色素瘤转移灶边界光整,由于黑色素和(或)出血的存在,在 T1WI 表现高信号[18]。通常可能产生成骨性转移的肿瘤包括前列腺癌、乳腺癌、淋巴瘤、类癌、髓母细胞瘤、骨肉瘤和非小细胞肺癌。

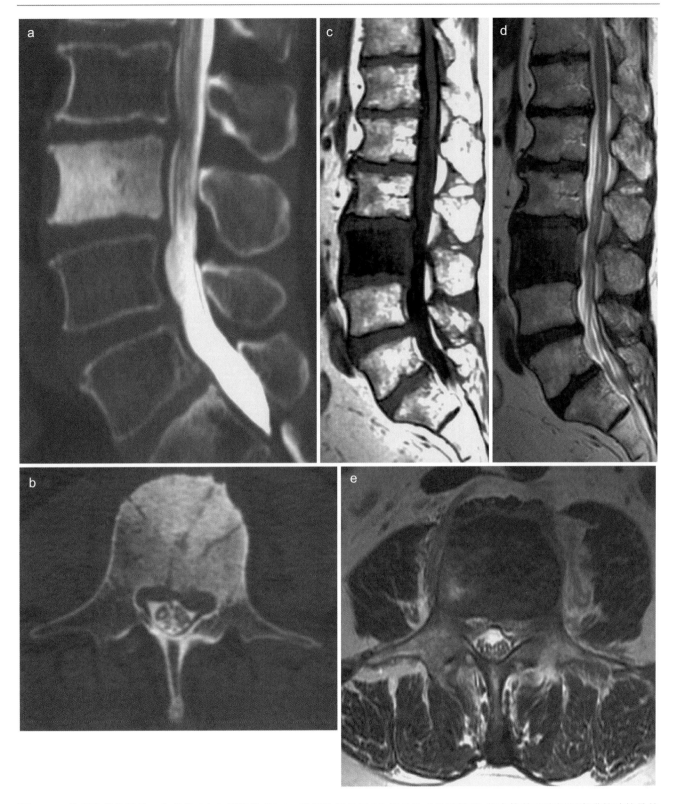

图 4.16　前列腺癌骨转移。矢状位 (a) 与横轴位 (b) CT 椎管造影显示 L3 椎体的成骨性转移,伴有椎前及腹侧硬脊膜外隙的骨外蔓延,椎管无受累。在矢状位 T1WI (c) 以及矢状位及横轴位 T2WI (d, e) 上,由于骨硬化,肿瘤在 T1WI、T2WI 均表现为显著的低信号。

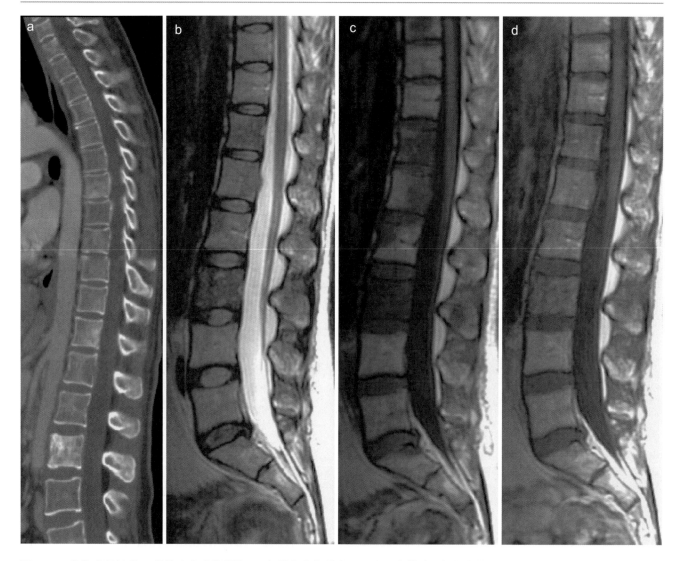

图 4.17　乳腺癌骨转移。 乳腺癌患者的脊柱 CT 扫描矢状位骨窗显示为混合模式：高密度的成骨转移和低密度溶骨性转移同时存在。同一患者的矢状位 T2WI 及 T1WI 显示的特征性表现：T12、L3 椎体的成骨性转移为 T1 及 T2 低信号；L1、L2 椎体的溶骨性转移为 T1 低信号、T2 高信号。MR 增强扫描 (d) 显示病变呈不均匀强化。L1 椎体水平腹侧硬脊膜外病变可见轻度增强。

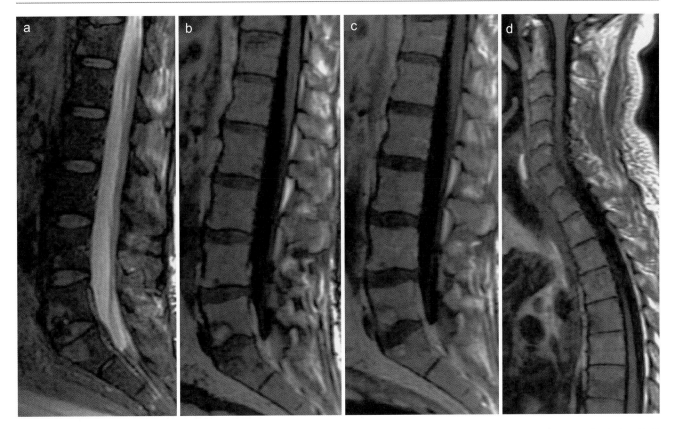

图 4.18 黑色素瘤骨转移。腰椎矢状 STIR（a）、矢状平扫（b）和增强 T1WI（c）显示黑色素瘤患者的 L5 椎体和 S1 椎体前部转移 ST1R 像为高信号。L5 椎体病灶在平扫 T1WI 上呈中心高信号，这种现象与黑色素或出血有关。增强扫描后，L5 及 S1 椎体内病灶均轻度强化。颈胸椎矢状位 T1WI (d) 显示 T2 椎体内可见 T1 呈高信号转移灶。

硬脊膜外转移瘤

硬脊膜外转移瘤通常从原发灶经血行转移到椎体，并逐渐生长及扩散到硬脊膜外[19]。另一少见的转移途径是生长于椎旁的肿瘤通过椎间孔直接进入椎管，淋巴瘤和神经母细胞瘤常经此途径转移[19]。少数情况下，单纯的硬脊膜外转移瘤也可以经血行播散直接转移而来。

硬脊膜外转移瘤通常伴有严重的占位效应，从而引起脊髓受压，这是恶性肿瘤最常见的并发症，约累及 5% 的患者[19]。在所有压迫脊髓的硬脊膜外转移瘤中，骨转移率最高的肿瘤包括乳腺癌、肺癌和前列腺癌，它们各占 15%~20%[19, 20]。非霍奇金淋巴瘤、肾细胞癌、多发骨髓瘤占 5%~10%，其余的来源于结直肠肿瘤、肉瘤及未知的原发肿瘤[19]。

对于大部分压迫脊髓的硬脊膜外转移瘤患者仍然是以先使用皮质类固醇等一线治疗药物，再加外放射治疗为治疗标准。最近的随机试验表明，部分患者采取根治性手术和放射治疗相结合的治疗方法优于单纯放射治疗的效果[1]。

影像学特征 MRI 是恶性硬脊膜外转移瘤诊断和定量的方法之一。MRI 对指导放射治疗非常有帮助，尤其在放射野范围的选择中起着较重要的作用。其他检查技术，例如常规的脊髓造影（伴或不伴有 CT 扫描），通常被用于由于各种原因不适宜做 MRI 检查的患者，例如体内有金属植入物等情况。

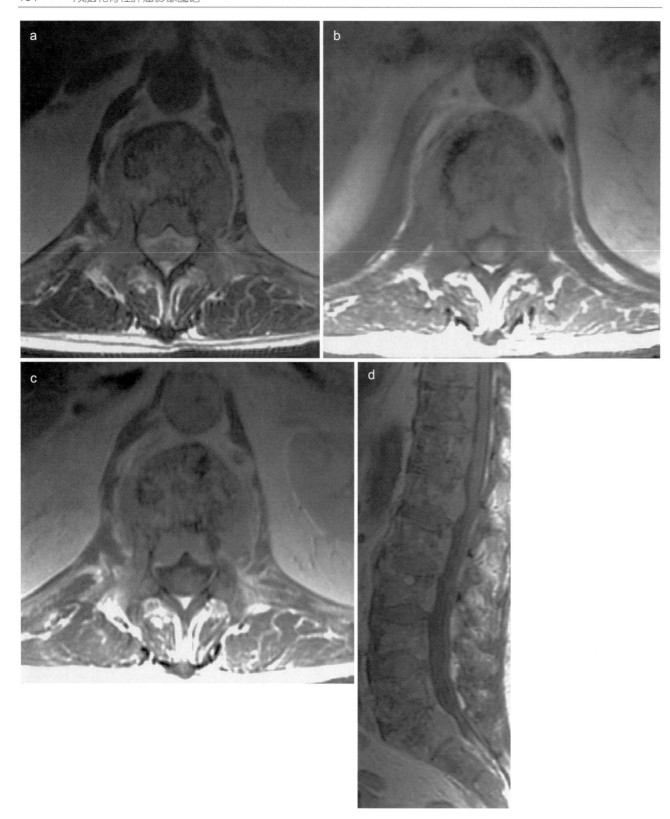

图 4.19 乳腺癌转移。横轴位 T2WI (a)、横轴位 T1WI (b) 以及横轴位和矢状位增强 T1WI (c, d) 显示,椎体转移瘤表现为椎体多发性、多灶性不均匀高信号,伴腹侧硬脊膜外区 T1、T2 等信号均匀强化灶。腹侧硬脊膜可见一双叶状肿块,其后方可见 T2 低信号带环绕,提示后纵韧带和增厚的硬脊膜向背侧移位,进入硬脊膜囊区。此双叶状病灶由于正中矢状位间隔的存在,从而形成特征性的中央凹陷。

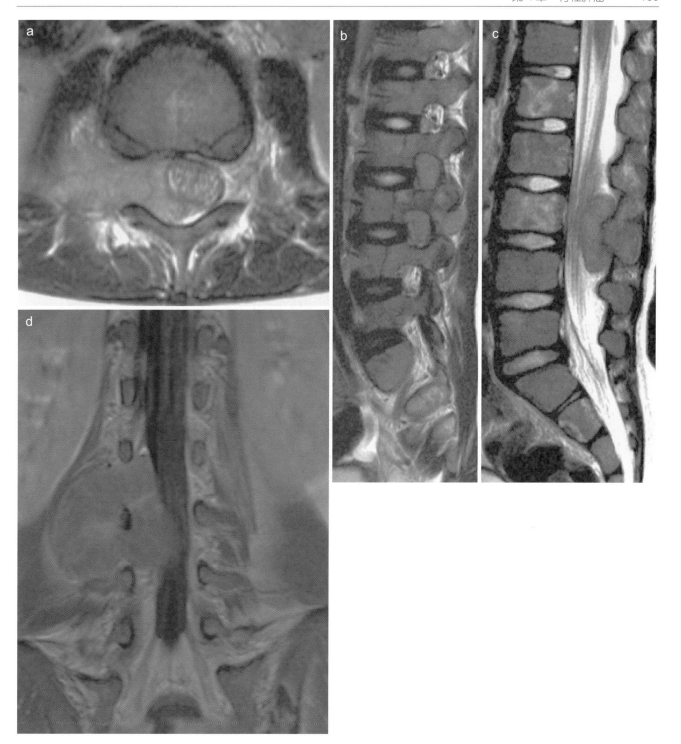

图 4.20　神经母细胞瘤。横轴位 T2WI (a) 与矢状位 T2WI (b,c) 显示右侧椎旁分叶状、T2 高信号肿块影,病变通过 L1-2、L2-3 右侧椎间孔直接侵入右侧及背侧硬脊膜外隙,肿块引起的占位效应使邻近的硬脊膜囊向腹侧和中线左侧轻度移位。冠状面增强 T1WI (d) 进而显示肿块的轮廓及其通过连续的腰椎椎间孔进入椎管的路径。

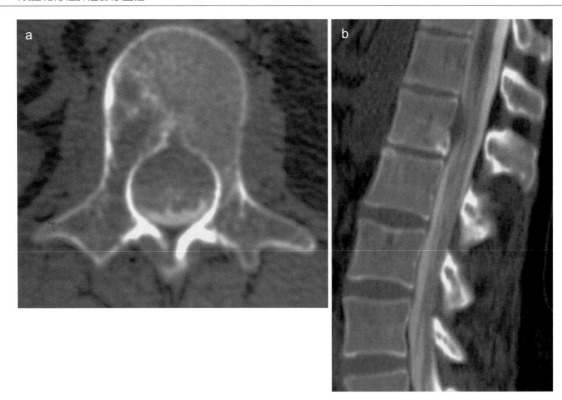

图 4.21　乳腺癌转移。CT 椎管造影骨算法扫描的横轴位 (a) 和矢状位 (b) 显示该乳腺癌患者 L1 椎体的右半部分和椎弓根存在溶骨性转移病变。L1 水平腹侧硬脊膜外可见一中等程度病变,硬脊膜内有对比剂使边界清楚,腹侧硬脊膜囊消失,局部马尾神经根轻度受压。

髓外硬脊膜下肿瘤

神经鞘瘤

　　神经鞘瘤是最常见的髓外硬脊膜下肿瘤,其次是脊膜瘤[20]。神经鞘瘤属于 WHO Ⅰ 级良性肿瘤,在 Ⅱ 型神经纤维瘤病(NF Ⅱ)患者中高发[20]。神经鞘瘤 70% 发生于硬脊膜内,30% 发生于硬脊膜外[20]。延伸到神经孔外的病灶同时存在于硬脊膜内和硬脊膜外。与神经纤维瘤不同的是,神经鞘瘤起源于单一的中心,沿着颈椎和腰椎的背侧感觉神经生长。神经鞘瘤不包裹神经,仅是占据神经的位置从而把神经推移到一边。所以,神经鞘瘤为分叶形,而非梭形。神经鞘瘤由施万细胞和周围神经鞘的其他成分如成纤维细胞构成。在神经鞘瘤中可出现脂肪变性,恶变极少见,但在 NF Ⅱ 患者中恶变率会升高。神经鞘瘤囊变常见,但无钙化和严重出血。

　　影像学特征　神经鞘瘤因含水分较多,通常表现为 T1 等信号,T2 呈显著高信号。在神经鞘瘤中经常会存在中心 T2 低信号灶,提示此区域密集的胶原纤维和施万细胞。增强扫描时强化方式多样,从均匀明显强化到仅有边缘轻度的强化均可存在。

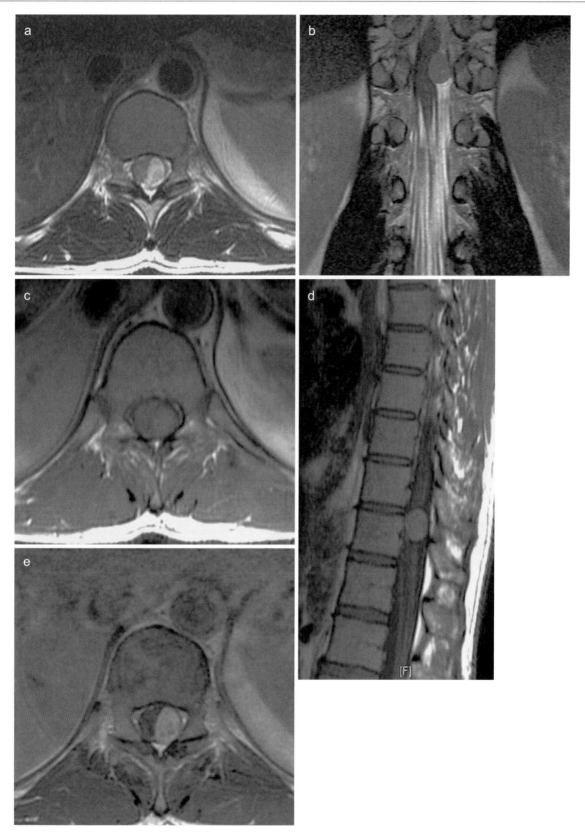

图 4.22　神经鞘瘤。　横轴位和冠状位 T2WI (a, b) 以及横轴位和矢状位 T1WI (c, d) 显示一边界清晰的髓外硬脊膜下病变, 压迫脊髓圆锥和马尾神经根向右侧移位。横轴位、矢状位和冠状位增强 T1WI (e~g) 可见病灶轻度不均匀强化。(待续)

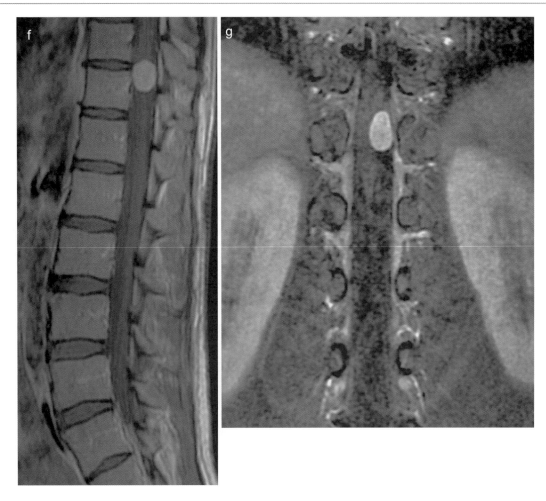

图 4.22（续）

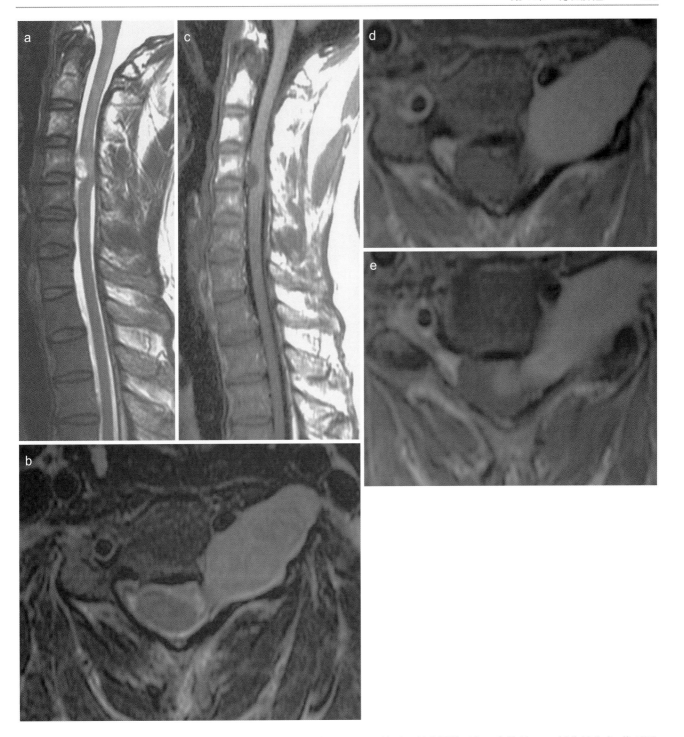

图 4.23　神经鞘瘤。矢状位和横轴位 T2WI (a, b) 以及矢状位 T1WI (c) 显示哑铃状团块,以 T2高信号, T1 低信号为主,信号不均,边界清楚,肿瘤硬脊膜内部分压迫腹侧脊髓引起占位效应,同时硬脊膜外部分通过左侧 C4–C5 椎间孔延伸到左侧椎旁间隙。伴有左侧 C4–C5 椎间孔骨重新塑形与扩大。双侧椎动脉不对称,左侧椎动脉向腹侧移位,未见动脉血栓形成,可能由于病灶生长缓慢及其不活跃特性所致。横轴位增强 T1WI (d, e) 显示病灶明显均匀强化。

神经纤维瘤

神经纤维瘤属于 WHO Ⅰ级良性肿瘤,多累及外周神经。与神经鞘瘤不同的是,神经纤维瘤无囊和囊壁也不使神经移位,而是引起神经呈放射状膨胀生长[21]。神经纤维瘤经常完全位于硬脊膜外,或者位于髓外同时向硬膜内外扩展。神经纤维瘤常多发,尤其是神经纤维瘤病Ⅰ型(NFⅠ)患者;也可能是单发和散发。丛状神经纤维瘤,外观为多结节状,常被比作为"蠕虫袋"因累及神经丛的很多分支而被命名"丛型",通常与 NFⅠ有关[20,21]。恶变不常见,但是在 NFⅠ型患者中更可能发生,此时会因肿瘤快速生长和疼痛表现而易于辨别。据报道,大约 2%~5% 的 NFⅠ型患者发生恶性周围神经鞘瘤,个体发病率为 10%,这些肿瘤通常不是新发病灶,而是由良性神经纤维瘤恶变来的,初始就为恶性的较为少见[22]。

影像学特征　神经纤维瘤表现为神经根的梭形膨大并伴有骨的塑形和相应椎间孔扩大。在 T1WI 上肿瘤信号类似于脊髓,在 T2WI 上表现为高信号并伴有特征性的中央低信号区,从而在长 TR 序列上出现"靶征"。神经纤维瘤因通过椎间孔膨出而常呈哑铃状,但这种现象不是特异性的,因为其他良性或恶性肿瘤也可有此特征。增强扫描时可见相对均匀的轻度至中度强化。

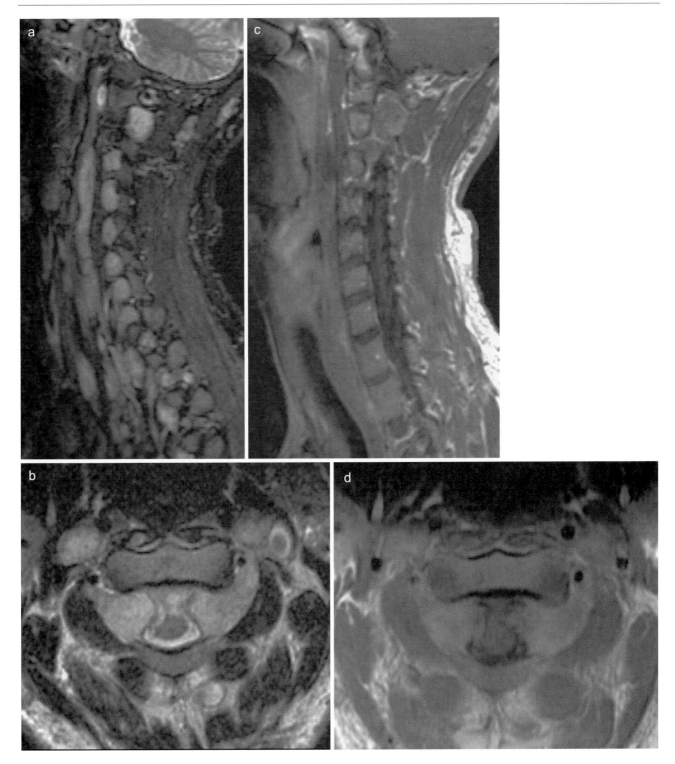

图 4.24　NF I 型神经纤维瘤。矢状位 STIR 图像 (a) 显示多个水平高信号肿块，中心位于呈扇形膨胀的椎间孔内。横轴位 T2 加权像 (b) 显示病灶从两侧突入椎管，但局限于硬脊膜外，因为在病变内缘可见 T2 低信号的硬膜组织。增强检查显示病灶相对均匀强化 (c, d)。

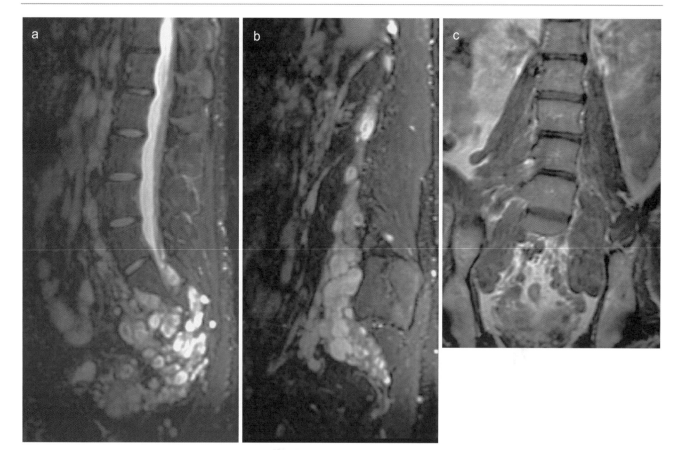

图 4.25 NF I 型神经纤维瘤。矢状位 STIR 图像 (a,b) 显示分叶状 T2 高信号病灶沿着腰骶神经丛分布,呈典型的"蠕虫袋"状。很多病灶中心区域可见在 STIR 低信号形成典型的"靶征"。增强检查显示病变轻度稍不均匀强化 (c)。

脊膜瘤

脊膜瘤属于典型的髓外硬脊膜下良性肿瘤,因其起源于蛛网膜帽状细胞,故很少发生于硬脊膜外。多见于女性(>80%),好发于胸段椎管(>70%),其次为颈椎和腰椎椎管[23]。通常见于神经纤维瘤病 II 型或者以前放疗的患者。在形态学上,肿瘤边界清楚,生长缓慢,以硬脊膜为基底,压迫并使邻近组织移位。脊膜瘤多呈实性,细胞密集,偶见囊性。

影像学特征 与脊髓相比,脊膜瘤在 T1 上呈等信号,在 T2 上呈等信号或稍高信号。有时可因钙化明显而在 T1WI、T2WI 上呈显著低信号。增强后病变呈典型的均匀强化,常伴有宽的硬膜尾征。

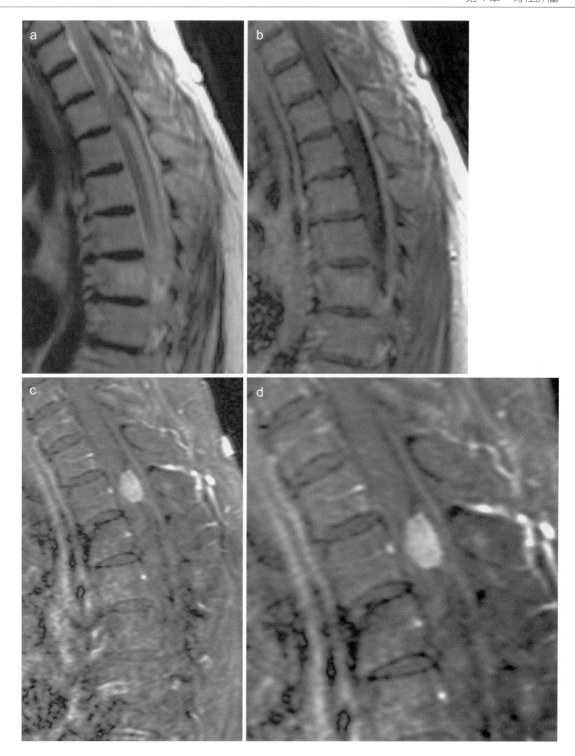

图 4.26　脊膜瘤。矢状位 T2WI (a)、T1WI (b)、T1WI 增强脂肪抑制图像 (c, d) 显示边界清晰的髓外硬脊膜下肿块，T2WI 相对于脊髓呈均匀等信号。 病灶为与硬脊膜宽基底附着的 T2 低信号，硬脊膜显著增厚并可能伴有部分钙化。病灶压迫脊髓背侧并向腹侧移位，导致同侧蛛网膜下腔扩大。增强检查可见特征性均匀显著强化。另外 T8 椎体内可见 T1、T2 局限性高信号病灶伴增粗的低信号的骨小梁，呈栅栏状，符合血管瘤表现。

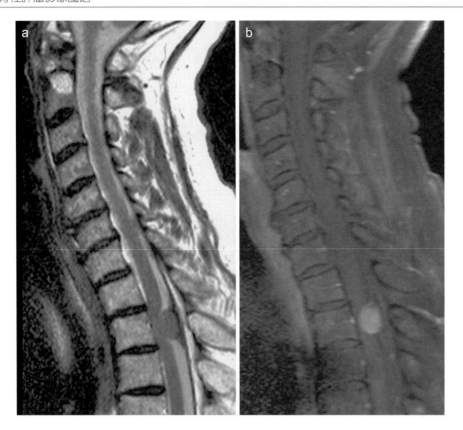

图 4.27　脊膜瘤。矢状位 T2WI (a)、T1WI 增强脂肪抑制像 (b),显示一 T2 等信号髓外硬脊膜下病灶,病灶压迫脊髓,相邻硬脊膜显著增厚在 T2 呈低信号。除了附着的硬脊膜部分钙化外,病变明显强化。另外可见 C2 椎体齿突血管瘤。

副神经节瘤

　　副神经节瘤属于良性神经内分泌肿瘤,起源于周围神经系统的附属结构——副神经节。最常见于肾上腺,发生于肾上腺时称为嗜铬细胞瘤。肾上腺外多发生于颈动脉分叉处、颈静脉孔或者靠近迷走神经处。副神经节瘤很少发生于中枢神经系统,但可见于松果体区、蝶鞍、岩骨嵴和椎管内,发生于椎管时常累及脊髓圆锥、马尾和终丝 [24]。椎管内副神经节瘤是位于髓外硬脊膜内、质地柔软的被包裹的肿块,有时会有出血并伴有显著的供养动脉。病灶有时会与附近的神经根或终丝蒂状相连 [25]。副神经节瘤可具有局部侵袭性,但远处转移少见 [25]。

　　影像学特征　副神经节瘤的典型表现是边界清楚的肿块,在 T1 上与脊髓等信号,T2 上呈等或高信号。因其血运丰富,故强化明显,并在瘤体内部或周围显示曲张的流空信号。出血常见,在 T2WI 上常可见低信号含铁血黄素环或"帽征"[20]。在颈部和颅底副神经节瘤中可见典型的"胡椒盐征",也可以出现起源于马尾神经的副神经节瘤 [26]。

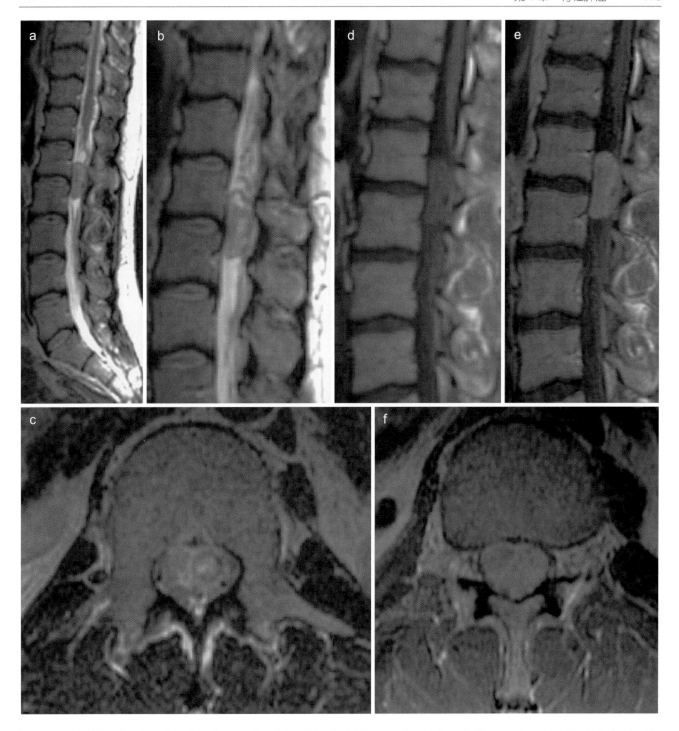

图 4.28 副神经节瘤。矢状位和横轴位 T2WI (a~c) 显示腰椎管内髓外硬脊膜下占位病灶,边界清楚,T2 以高信号为主,直接与马尾神经根相连。病灶包含低信号含铁血黄素帽,提示病灶反复出血。沿病灶上表面可见多发曲张状流空信号。在矢状位 T1WI (d) 病灶表现为与脊髓等信号,在矢状位和横轴位增强 T1WI (e,f) 表现为轻度不均匀强化。

蛛网膜囊肿

　　蛛网膜囊肿属于良性髓外病变,可发生于硬脊膜内或硬脊膜外。通常情况下病灶边界清楚,伴有占位效应,导致脊髓和神经根受压移位,有时会导致脊髓空洞症和脊髓病变。与硬脊膜外蛛网膜囊肿相比,硬脊膜内蛛网膜囊肿更容易产生占位效应和脊髓压迫症。硬脊膜外蛛网膜囊肿经常经相邻椎间孔突出至椎管外。虽然蛛网膜囊肿可发生于椎管的任何水平,但更常见于胸段[27]。通常认为硬脊膜内蛛网膜囊肿起源于蛛网膜憩室,继续分裂构成囊壁;相反,硬脊膜外蛛网膜囊肿起源于硬脊膜憩室或可能是蛛网膜通过硬脊膜缺损突出至硬脊膜外区。不论何种情况,蛛网膜囊肿一般通过窄孔与蛛网膜下腔直接相通,通过活瓣机制引起囊肿扩大。

　　影像学特征　蛛网膜囊肿在各序列上信号强度与脑脊液一致。有时在 T2WI 表现为比脑脊液信号高,伴或不伴有囊肿内流动现象引起的内部信号流空。增强检查显示病灶区无强化。

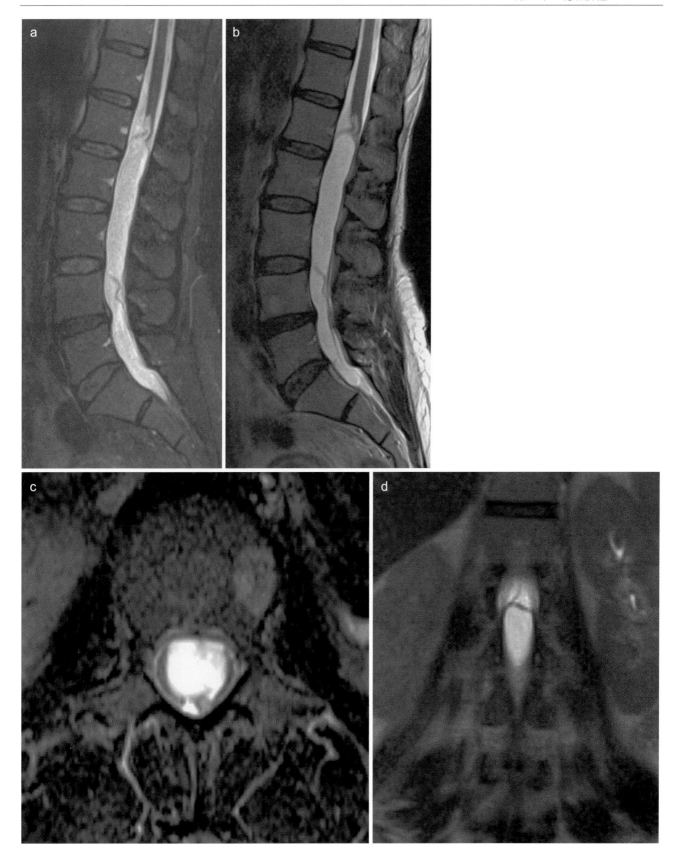

图 4.29　蛛网膜囊肿。矢状位 STIR (a)、矢状位 T2WI(b)、横轴位 T2WI (c)、冠状位 T2WI (d) 以及矢状位 T1WI (e) 显示椭圆形囊状病灶，边界清晰，位于髓外硬脊膜下，在各序列信号强度与脑脊液一致，脊髓圆锥与马尾神经根移位。神经根沿囊肿周围分布而勾画出囊肿轮廓。矢状位增强 T1WI (f) 显示病变无强化。（待续）

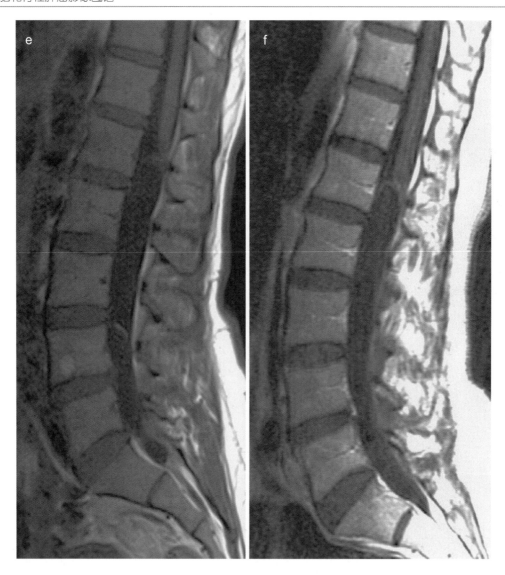

图 4.29（续）

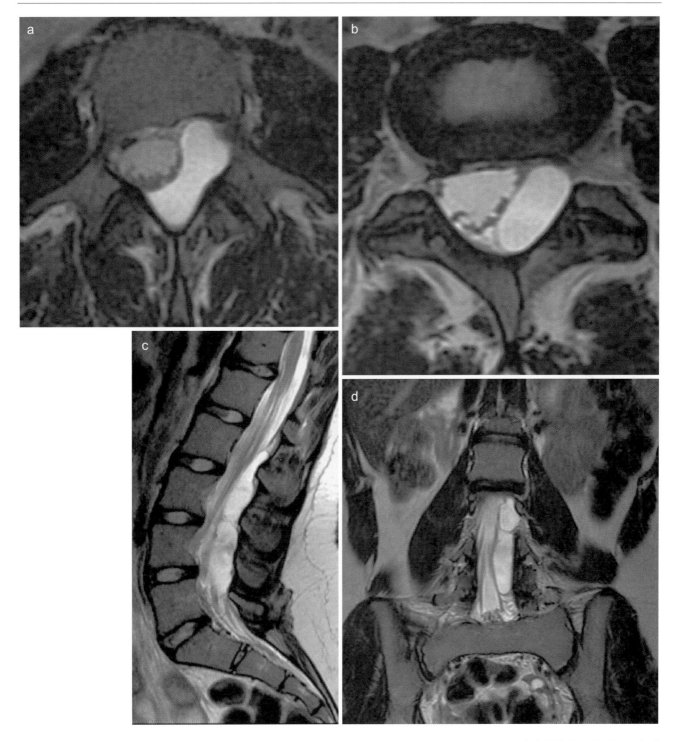

图 4.30　蛛网膜囊肿。横轴位 T2WI (a,b) 以及矢状位和冠状位 T2WI (c~e) 显示左侧背外侧椎管与脑脊液等信号的髓外硬脊膜外蛛网膜囊肿，轻微压迫硬脊膜囊，使其向右侧轻度移位。横轴位 CT 椎管造影 (f,g) 证实了病变位于硬脊膜外间隙，同时显示了囊肿与硬脊膜下脑脊液间隙之间的多个交通，均可见造影剂。（待续）

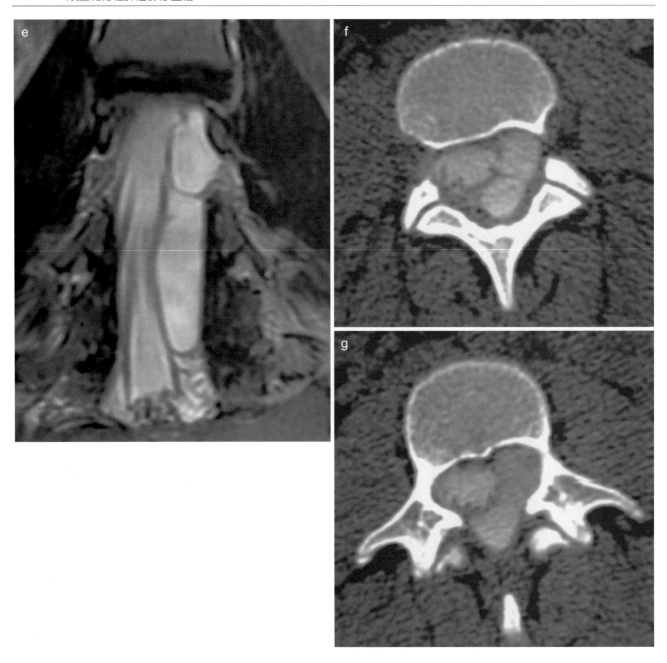

图 4.30（续）

表皮样囊肿

脊柱表皮样囊肿是罕见的良性包涵囊肿,生长缓慢。发病率占全部脊柱肿瘤的 0.5%~1.0%,多发于腰骶椎管内,也可见于颈、胸段[28,29]。最常位于髓外硬脊膜下,罕见于髓内。表皮样囊肿通常是先天的,是由于在妊娠期第 3 周或第 4 周神经管闭合时包含表皮细胞所致。也可以继发于反复腰穿致表皮细胞异位至椎管内。尽管表皮样囊肿是良性的,但通常需采用外科治疗,避免破裂和继发化学性脑脊膜炎,以及当与存在的背部皮肤窦道相连时继发的感染[30]。

影像学特征　表皮样囊肿的信号强度多种多样。因此它们与其他肿瘤的鉴别困难。它们通常表现为均匀或混杂的 T1 低信号和 T2 高信号,然而亦有报道它可以表现为非典型的 T1 高信号和 T2 低信号[31]。一般情况下这些病灶不强化,也有报道病变呈薄的边缘强化环[31]。与颅内囊肿相似,脊柱表皮样囊肿可在所有 MR 脉冲序列上同脑脊液的信号强度一致。因此,在常规 MR 序列上不能与脊柱蛛网膜囊肿鉴别。扩散加权像(DWI)有助于二者鉴别,不同于蛛网膜囊肿,典型的表皮样囊肿 DWI 上表现为扩散性受限的高信号,相应表观扩散系数(apparent diffusion coeffcient,ADC)图像上为低信号。区别这两种病灶对于术前计划很重要。蛛网膜囊肿可以开窗或经皮引流,而表皮样囊肿通常需做传统的椎板切除术和全部切除[30]。

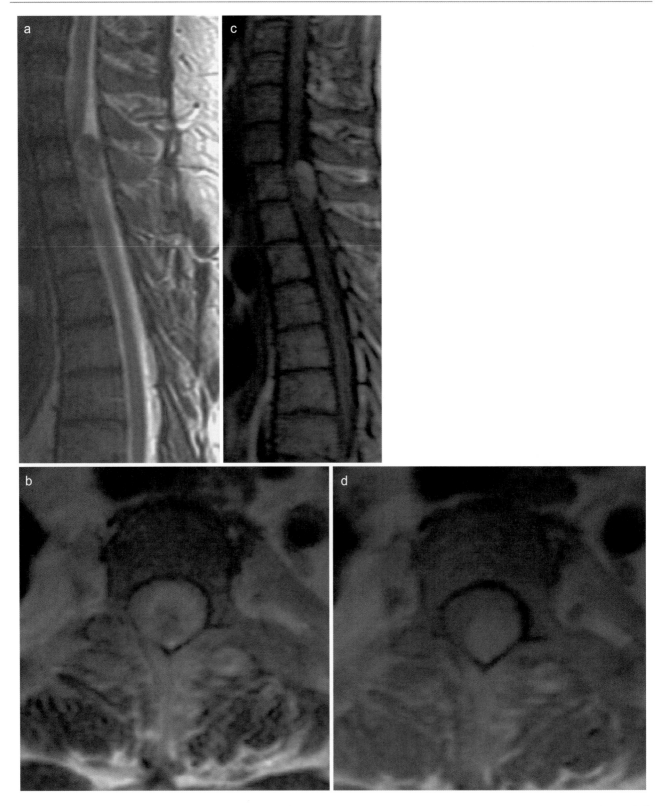

图 4.31 表皮样囊肿。矢状位和横轴位 T2WI (a，b) 显示胸段椎管内一卵圆形髓外硬脊膜下病灶，T2 为中心低周边高的混杂信号。在平扫 T1WI 矢状位和横轴位图像上 (c, d)，此病灶呈不均匀高信号。矢状位和横轴位增强 T1WI (e，f) 显示其前下部仅有轻度的周边强化，术后证实为表皮样囊肿。（待续）

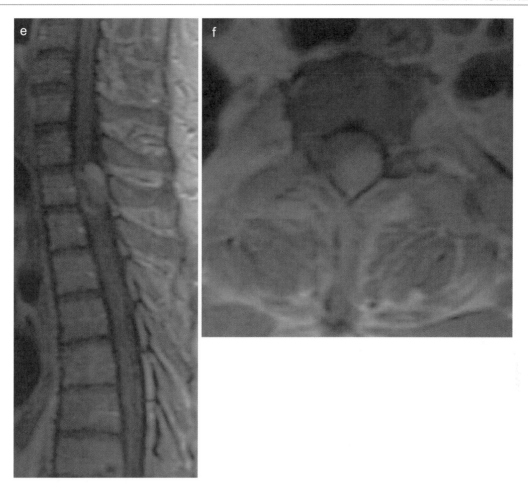

图 4.31（续）

软脑膜转移瘤

软脑膜病变可能是原发中枢神经系统肿瘤通过血行或淋巴播散转移而来,也可直接蔓延或通过脉络膜丛种植。有软脑膜播散趋势的中枢神经系统原发肿瘤包括胶质母细胞瘤、髓母细胞瘤、高级别星形细胞肿瘤、少突神经胶质瘤、视网膜母细胞瘤和松果体母细胞瘤。通常扩散到软脑膜的继发肿瘤包括乳腺、肺、结肠癌和恶性黑色素瘤。软脑膜播散的疾病好发于腰骶区域,是由于肿瘤细胞借以重力因素聚集在下部椎管内[8]。另一好发部位是背侧椎管内,这可能与脑脊液自然流动路径有关,脑脊液由大脑基底部流向脊髓背侧,通过腹侧回流[8]。

影像学特征　软脑膜沉积物可表现为线状或结节状斑块样灶,沿着脊髓和马尾神经根表面分布。软脑膜沉积物常常很小呈颗粒状,并呈"糖衣"样覆盖在软脑膜表面。通常 T1 呈等信号,T2 呈等信号至高信号,平扫很难识别。增强扫描明显均匀强化。

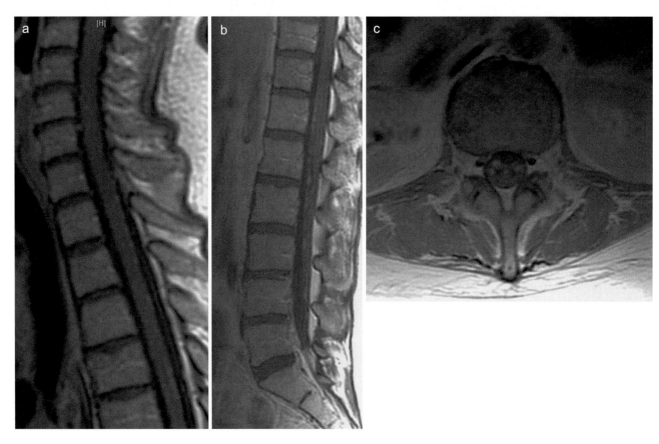

图 4.32　软脑膜转移瘤。　矢状位 (a, b) 和横轴位 (c) 增强 T1WI 颈椎和腰椎 MR 图像,在脊髓和马尾神经根表面显示细小、线状、斑块样和结节状增强的"糖衣"病灶,符合软脑膜转移瘤,患者有黑色素瘤病史。

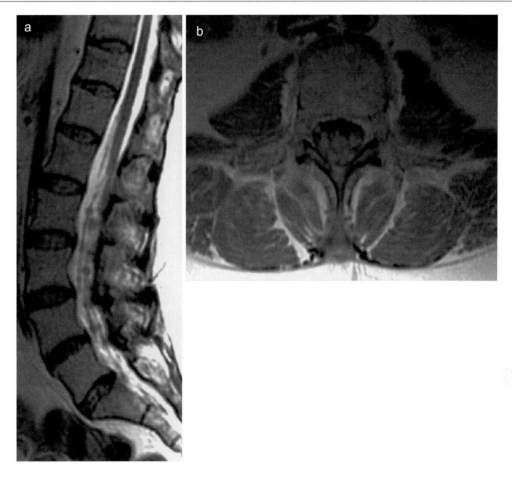

图 4.33 软脑膜转移瘤。 肺癌患者腰椎 MRI 矢状位 T2WI (a) 显示沿着马尾神经根结节状 T2 等信号软脑膜沉积物,尾部显著。增强后 (b) 图显示结节状强化。

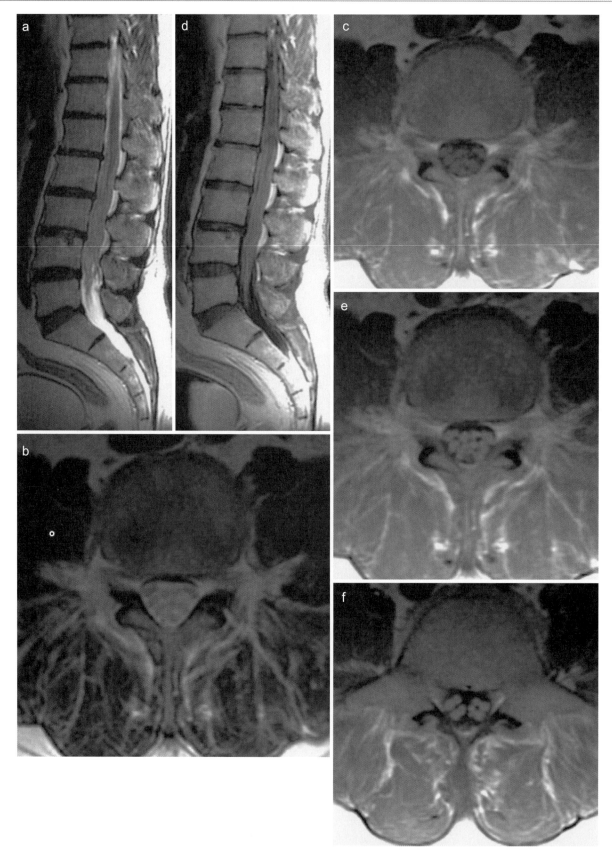

图 4.34 软脑膜转移瘤。 矢状位 T2WI (a)、横轴位 T2WI (b) 和 T1WI (c) 显示马尾神经根显著的结节状增厚,T1 等信号,T2 稍高信号。矢状位 (d) 和横轴位增强 T1WI (e, f) 显示神经根均匀强化,提示存在软脑膜播散,此患者患有套细胞淋巴瘤。

髓内肿瘤

室管膜瘤

室管膜瘤是良性的髓内肿瘤,占成人脊髓肿瘤的50%~60%,好发于颈髓,其次在胸髓和脊髓圆锥部[25]。最常见于年轻人群,平均年龄约在39岁,男性稍多[25]。室管膜瘤可分为5个组织学亚型:细胞型,乳头型,上皮型,伸展细胞型和黏液乳头型。只有黏液乳头亚型几乎全部起源于终丝,有时累及脊髓圆锥部[32]。顾名思义,室管膜瘤起源于脊髓中央管的室管膜细胞,引起脊髓梭形膨胀,有时可以引起相应椎管扩大,以及椎体后缘侵蚀压迫。病变位于脊髓中央,以良性、非浸润性、边界清楚为特征,有出血倾向[32]。常常合并非肿瘤性或肿瘤性囊变,肿瘤性囊变是由于在肿瘤内部发生变性、坏死和液化,常伴周边强化[32]。非肿瘤囊变常发生在肿瘤的头侧或尾侧并无周边强化。因为可能内衬异常神经胶质细胞,肿瘤性囊变需要外科手术切除。而非肿瘤性囊变不需要手术切除,可简单地抽吸或引流[32]。

影像学特征　室管膜瘤与脊髓相比常呈 T1 等信号或低信号,T2 高信号伴或不伴其边缘 T2 低信号,与在此位置反复出血造成含铁血黄素沉积有关。增强后病变多呈均匀强化,有时也可出现不均匀强化或边缘强化。

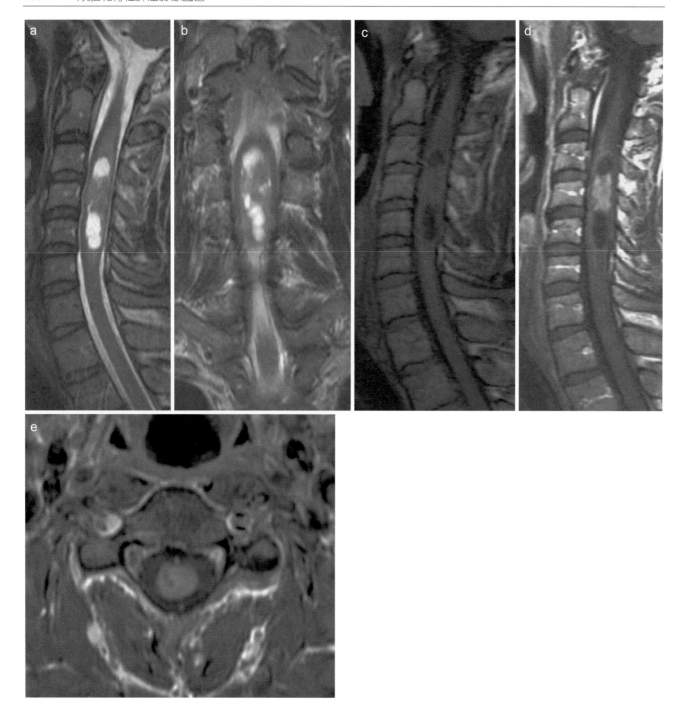

图 4.35 室管膜瘤。矢状位和冠状位 T2WI (a, b) 和矢状位 T1WI (c) 显示一混杂的实性卵圆形髓内病灶，T1 等信号，T2 高信号，边界清楚，可见非肿瘤性与肿瘤性囊变。此病变造成脊髓对称性膨胀，相邻蛛网膜下腔变窄，周围环绕 T2 高信号的脊髓水肿。矢状位 (d) 和横轴位 (e) 增强 T1WI 显示病灶内非囊性成分局灶性均匀强化，边界清楚。

黏液乳头型室管膜瘤

黏液乳头型室管膜瘤是室管膜瘤的一种组织学亚型,占全部室管膜瘤的 27% ～ 30%。多发于 30 ～ 40 岁,平均年龄 35 岁 [32]。WHO Ⅰ 级肿瘤,没有恶变的危险。它起源于终丝的室管膜神经胶质,并在此生长,常常会延伸到圆锥部和马尾神经。在形态学上,病变边界清楚,质软,圆形或卵圆形,缓慢生长。有反复出血的倾向,特别在肿瘤边缘有表浅铁质沉积,有时可引起弥漫性蛛网膜下腔出血。

影像学特征　黏液乳头型室管膜瘤与脊髓相比通常呈 T1 等信号和 T2 高信号。偶尔在 T1WI 和 T2WI 上会显示高信号,与其出血倾向或独有的细胞内和血管周围黏液积聚的特性有关 [25, 32]。增强后几乎都明显强化。

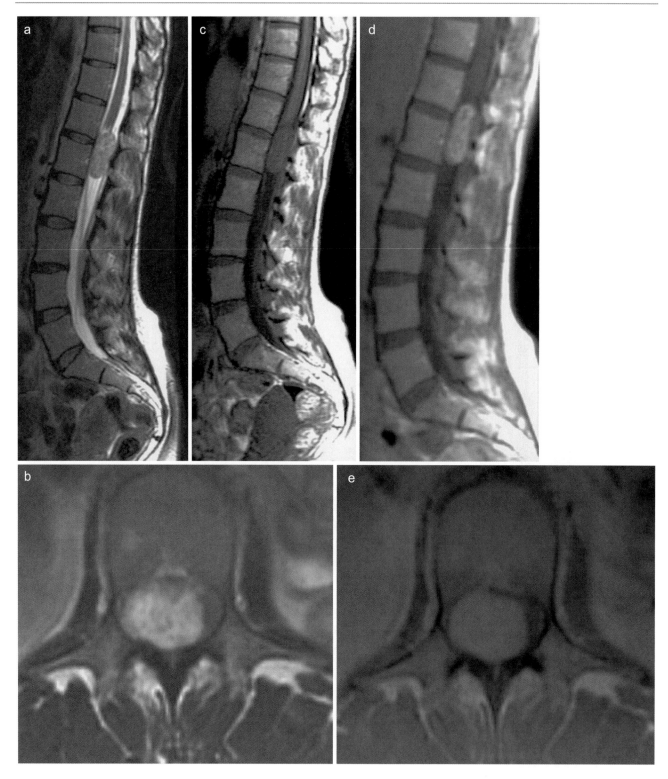

图 4.36 脊髓圆锥黏液乳头型室管膜瘤。矢状位 T2WI (a)、横轴位 T2WI (b) 和矢状位 T1WI (c) 显示以脊髓圆锥为中心的卵圆形病灶,其内信号不均匀,以 T1 低信号、T2 高信号为主,椎管轻度增宽。需要注意的是病灶内部增强前 T1 高信号及相应的 T2 低信号提示出血。增强后病灶明显均匀强化 (d,e)。

脊髓星形细胞瘤

脊髓星形细胞瘤是起源于星形胶质细胞的原发髓内恶性肿瘤,被认为是儿童最常见的髓内肿瘤,在成人发病率仅次于室管膜瘤[33]。总的来说,星形细胞瘤发病高峰期在 21 ～ 40 岁之间,最好发于颈髓,胸髓其次,腰段脊髓较少发生。整段脊髓也可发生,以儿童最常见。孤立的脊髓圆锥病灶发病率只占 3%[25]。终丝罕见发病。最常见的组织学亚型是毛细胞型星形细胞瘤(WHO Ⅰ 级)和纤维星形细胞瘤(WHO Ⅱ 级)。间变性星形细胞瘤(WHO Ⅲ 级)不常见,而胶质母细胞瘤

(WHO Ⅳ 级)罕见,仅占星形细胞肿瘤病例的 0.2%~1.5%[33]。星形细胞瘤范围一般不超过四节椎体的长度,呈偏心生长,可伴有尾部或头部囊变。毛细胞型星形细胞瘤边界完整,而 Ⅱ 到 Ⅳ 级星形细胞瘤趋向于边界模糊,具有浸润性。与室管膜瘤不同的是,此肿瘤很少发生出血。高级别的病灶可发生软脑膜播散,但 Ⅰ 级星形细胞瘤也报道过有播散的病例。

影像学特征　脊髓星形细胞瘤相对于脊髓 T1 呈等或低信号,T2WI 呈高信号。增强图像不管任何分级的星形细胞瘤都呈不规则的斑片状强化。此肿瘤有浸润性且缺少被膜,其边界通常很难界定。

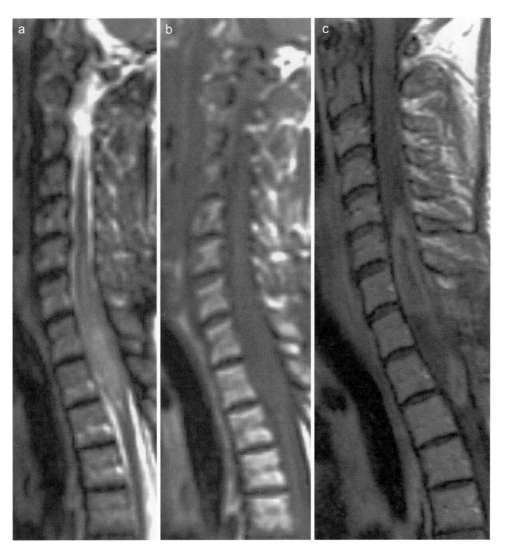

图 4.37　间变性星形细胞瘤外科减压和活检后 。矢状位 T2WI (a) 和矢状位 T1WI (b) 显示一浸润性的 T2 高信号、T1 低信号肿块。使颈髓膨胀,病变累及四个椎体水平。病灶边缘不清,很难与正常脊髓区分,使外科切除变得困难。而室管膜瘤通常边界清楚,和周围正常的脊髓组织容易区分。注射对比剂后 (c) 星形细胞瘤出现显著的不均匀强化。

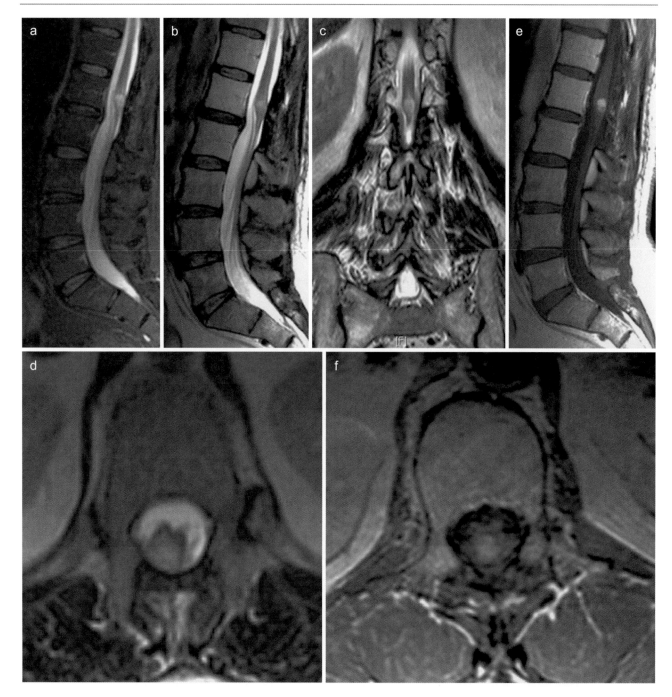

图 4.38　间变性星形细胞瘤 。矢状位 STIR (a)、矢状位 T2WI (b)、冠状位 T2WI (c) 和横轴位 T2WI (d) 显示脊髓圆锥内膨胀性生长的结节状病灶，T2 呈高信号。病灶在矢状位 (e) 和横轴位 (f) 增强 T1WI 上呈均匀强化。这个肿瘤的位置更符合室管膜瘤的特征，但其信号均匀的表现使室管膜瘤的可能性很小。病理学符合间变性星形细胞瘤 WHO III 级。

毛细胞型星形细胞瘤

毛细胞型星形细胞瘤是星形细胞肿瘤的组织学亚型,约占髓内胶质瘤的 21%,以儿童和青年好发为特征 [34]。该肿瘤是儿童最常见的髓内肿瘤,发病率随着年龄增长而降低,40 岁以上病例只有少数报道 [35]。与大脑星形细胞肿瘤不同,脊髓毛细胞型星形细胞瘤通常是低级别 WHO I 级病变。病变趋向于偏心性,多发生于胸段,其次发生在颈段和腰段脊髓。常位于脊髓中心,整个脊髓受累罕见。脊髓也可多中心受累,特别是神经纤维瘤病 I 型的患者,也会发生于神经纤维瘤病 II 型患者,但不常见。肿瘤使脊髓移位而非脊髓浸润,肿瘤内,或肿瘤头侧、尾侧通常伴有非肿瘤性囊变 [35]。与室管膜瘤不同,出血不是其常见特征。可以发生脑脊液传播,但很少见 [36]。可伴有椎管扩张或椎体后缘扇形受压,这是由于肿瘤膨胀性生长的特性所致。

影像学特征　毛细胞型星形细胞瘤 T1 呈等信号至低信号,T2 呈高信号。可呈周边或中心轻度或明显强化。有时病灶根本不强化。由于间隔和细胞碎片的存在,瘤内或两极囊变的信号强度并不总是与脑脊液一致。较大的肿瘤末端常伴有脊髓空洞,范围可逐渐扩大。瘤内可发生自发性出血,在 T2 和梯度回波图像上最易鉴别,其信号与出血的阶段和血红蛋白降解产物有关。

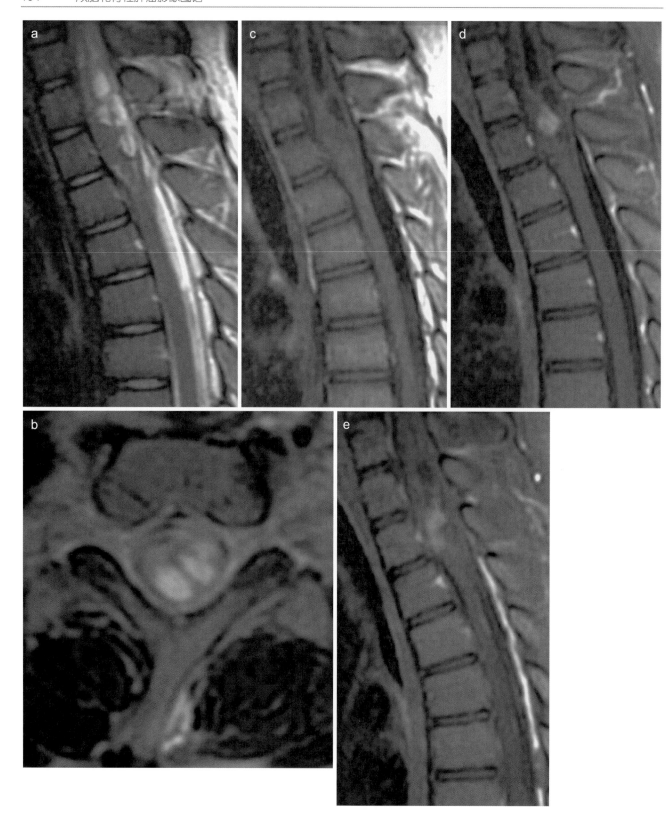

图 4.39　毛细胞型星形细胞瘤。矢状位和横轴位 T2WI (a, b) 以及矢状位 T1WI (c) 显示髓内膨胀的囊实性病灶。矢状位和横轴位增强 T1WI (d~f) 显示病灶实性成分呈偏心性强化，头侧和中心的囊变无强化，呈 T1 低信号。（待续）

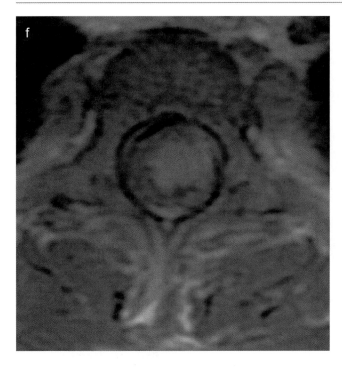

图 4.39（续）

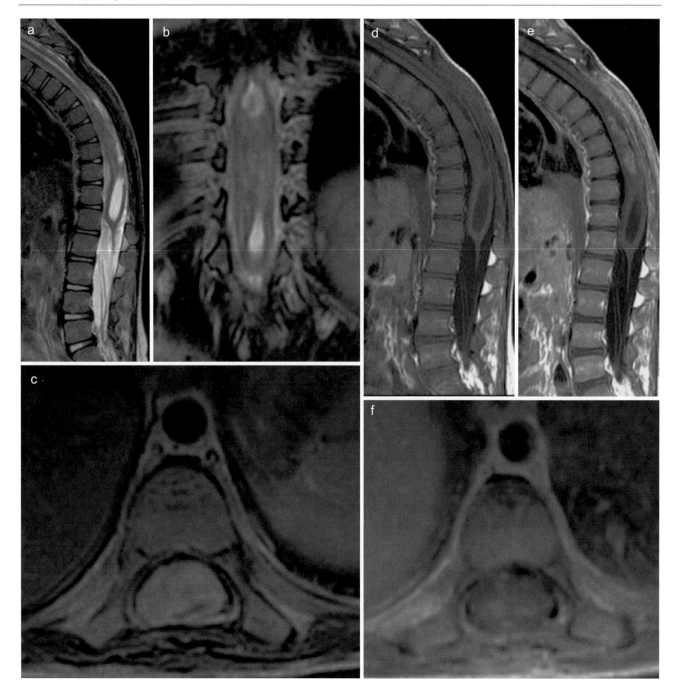

图 4.40　毛细胞型星形细胞瘤。矢状位 (a)、冠状位 (b) 和横轴位 (c)T2WI，以及矢状位 T1WI (d) 显示一下胸段不均匀的 T2 高信号、T1 等信号肿块，相应水平脊髓肿胀、椎管扩张。矢状位 (e) 和横轴位 (f) 增强 T1WI 显示肿瘤实性成分不均匀强化，边缘更清晰，脊髓中央管扩张，各序列均呈脑脊液信号，增强扫描无强化，符合空洞表现。

血管母细胞瘤

血管母细胞瘤是一种罕见的 WHO I 级良性肿瘤,占脊柱肿瘤的 1.6%~6.4% [37]。病变散发,约 1/3~1/2 病例合并 Von Hippel-Lindau 病(VHLD)[25]。这个比例可能偏低,因为病变较小,常不引起临床症状。在散发病例中,病变多为单发,合并 VHLD 时常为多发。血管母细胞瘤主要发生在髓内(60%),也可发生于髓外硬脊膜下(21%)、髓内外同时发生(11%),甚至硬脊膜外(8%)[37]。此病好发于胸髓(51%),其次是颈髓(38%)[37],发生在终丝、硬脊膜内神经根、硬脊膜外神经根或者单独发病都不常见。

影像学特征　典型的血管母细胞瘤与脊髓相比呈 T1 等信号、T2 高信号,增强扫描强化成分代表含密集血管的肿瘤实质,包含大间质细胞和紧密排列的薄壁血管。多发于脊髓背侧表面的髓内软脊膜下,伴大范围的脊髓空洞。T2WI 瘤内或瘤周供养动脉或引流静脉的流空影像是此病的典型征象,在瘤体 2.5cm 左右或者更大的肿瘤中表现明显。而在小于或等于 1.5cm 病变中不常见 [37]。瘤内囊变是髓内病变的常见征象,囊变可能会因为瘤内蛋白含量的不同而信号强度也不同。蛋白质含量高的囊性变,在 T1WI 中信号比脑脊液高,与瘤巢不易区分。瘤周水肿是髓内肿瘤的另一个常见征象,水肿范围与肿瘤大小不成比例,因此与转移瘤不易区分。

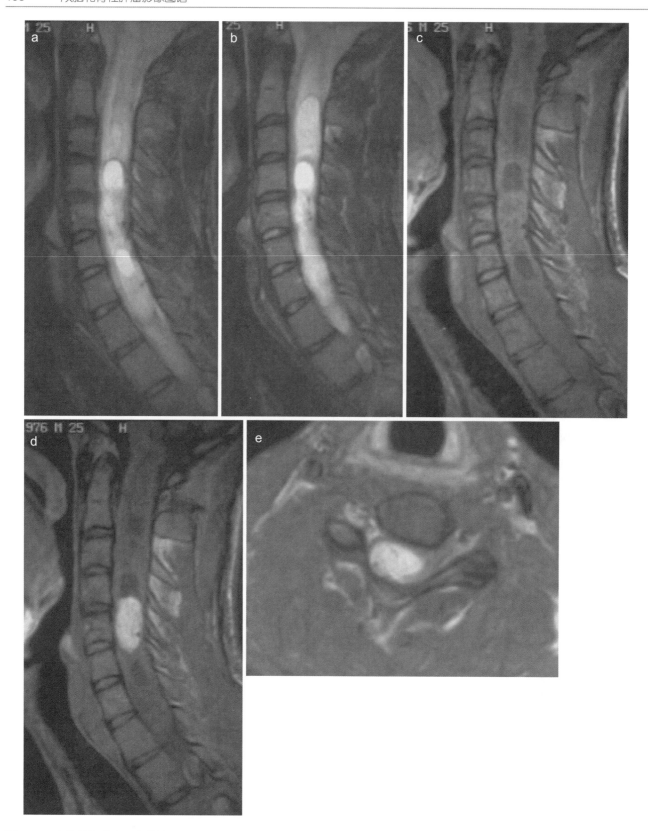

图 4.41   血管母细胞瘤。矢状位 T2WI (a,b)、矢状位 T1WI (c) 以及矢状位和横轴位增强 T1WI (d,e) 显示 T1 等信号、T2 高信号的髓内肿瘤,增强后肿瘤均匀增强,T2WI 伴有血管流空。瘤周多发囊变 T1 信号不等,无强化。

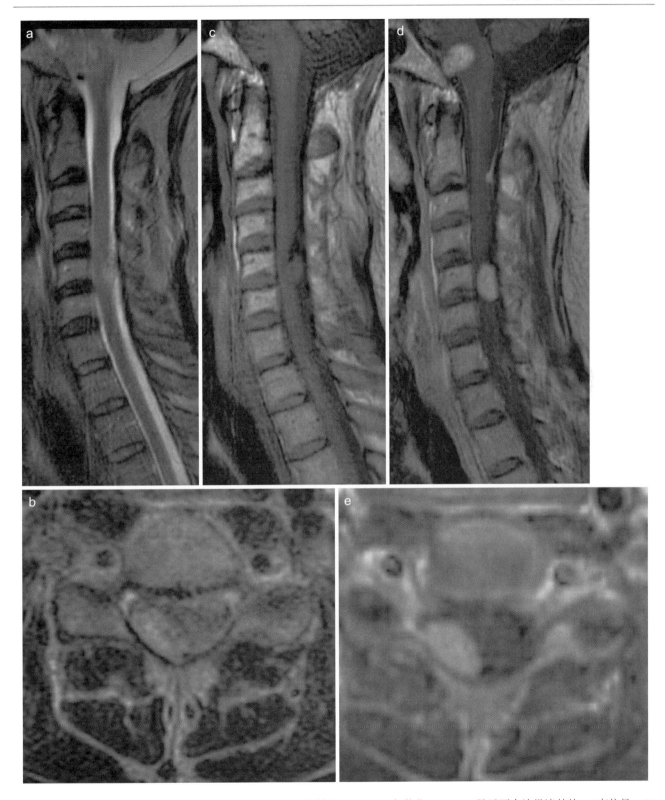

图 4.42　VHLD 伴多发血管母细胞瘤。矢状位 T2WI (a)、横轴位 T2WI (b)、矢状位 T1WI (c) 显示两个边界清楚的 T2 高信号、T1 低信号肿块，分别位于脑桥腹侧和 C5 水平颈髓右背外侧表面。肿块内可见多发 T2 低信号血管流空影。矢状位 (d) 和横轴位 (e) 增强 T1WI 显示病变明显均匀强化，此外 C2/C3 水平颈髓背侧可见小的强化病变，该病变在平扫图像上不明显。这些征象是 VHLD 患者伴多发血管母细胞瘤的典型表现。

髓内淋巴瘤

髓内淋巴瘤可以是原发的,也可能是全身淋巴瘤的一部分,或者继发或并存于其他中枢神经系统部位病变[38]。原发髓内淋巴瘤罕见,仅占原发中枢神经系统淋巴瘤的 3.3%[33]。文献仅有少量报道,颈髓是多发部位,其次是胸髓和腰髓。髓内淋巴瘤不易诊断,常与其他常见病变,如脊髓炎、脱髓鞘病变或其他原发肿瘤(诸如星形细胞瘤)等混淆。

影像学特征　脊髓淋巴瘤呈显著 T2 高信号,而颅内原发淋巴瘤 T2 呈等或低信号[33]。在 T1WI,髓内淋巴瘤常与脊髓信号相等,增强后,病变呈均匀或斑片状强化,在一些病例中可为多发[39]。

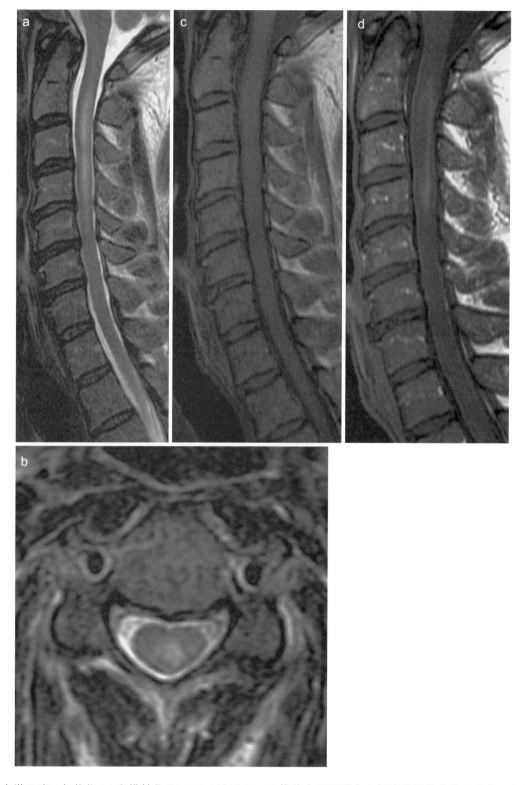

图 4.43　髓内淋巴瘤。矢状位 (a) 和横轴位 (b) T2WI 显示 C2–C5 椎体水平颈髓中心轻度膨胀的高信号病变。病变在矢状位 T1WI (c) 平扫呈等信号。增强扫描后 (d) 病变整体呈不均匀强化。

髓内转移瘤

髓内转移瘤较为罕见,占髓内肿瘤的 1%~3%,肿瘤患者髓内转移发生率为 0.1%~0.4%[40]。转移途径常为血行播散,或神经根或软脑膜直接侵犯[41]。在所有髓内转移瘤中,肺癌为原发肿瘤的占50%,其余原发肿瘤主要为乳腺癌、黑色素瘤、淋巴瘤、结肠癌、肾细胞癌[42]。胸髓为最常见的受累部位,其次是颈髓和腰髓[8]。

影像学特征　MRI 对髓内转移瘤的检出是必不可少的,主要表现为病灶的均匀强化和病灶周围不成比例的水肿。当肿瘤中心坏死时,周围可出现环形强化[41]。转移瘤在 T1WI 通常与脊髓信号相等,瘤周水肿则为明显低信号。T2WI 病变为等或高信号,瘤周广泛的高信号水肿可跨越几个脊髓平面,有时与脊髓空洞不易区分。

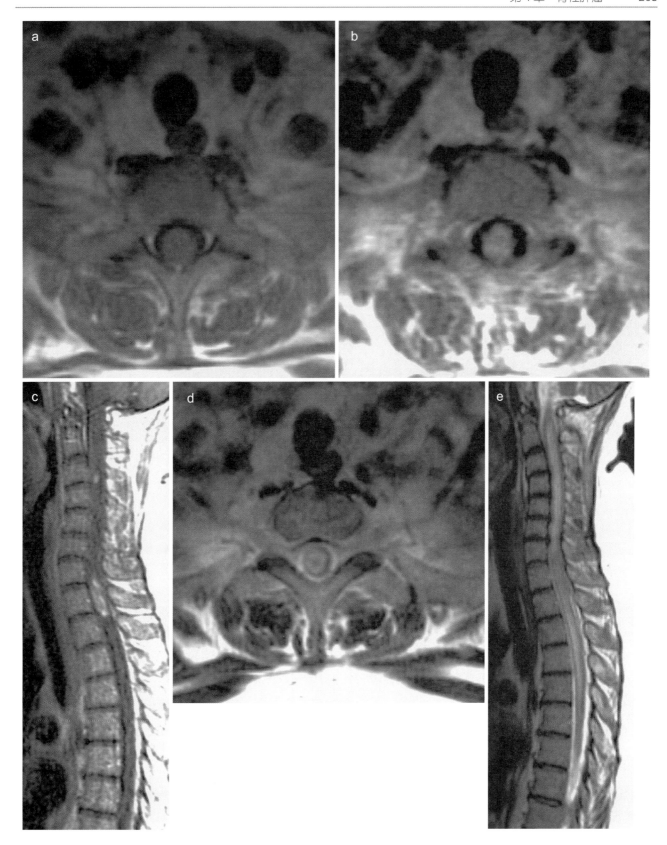

图 4.44　髓内转移瘤。平扫横轴位 T1WI (a) 以及横轴位 (b) 和矢状位 (c) 增强 T1WI 显示 C3 和 T1 水平两个均匀强化的髓内病变。C3 水平小的强化结节，在横轴位 T2WI 表现为等信号结节 (d)。矢状位 T2WI (e) 显示不成比例的瘤周高信号水肿，导致脊髓膨胀。此例为乳腺癌患者。

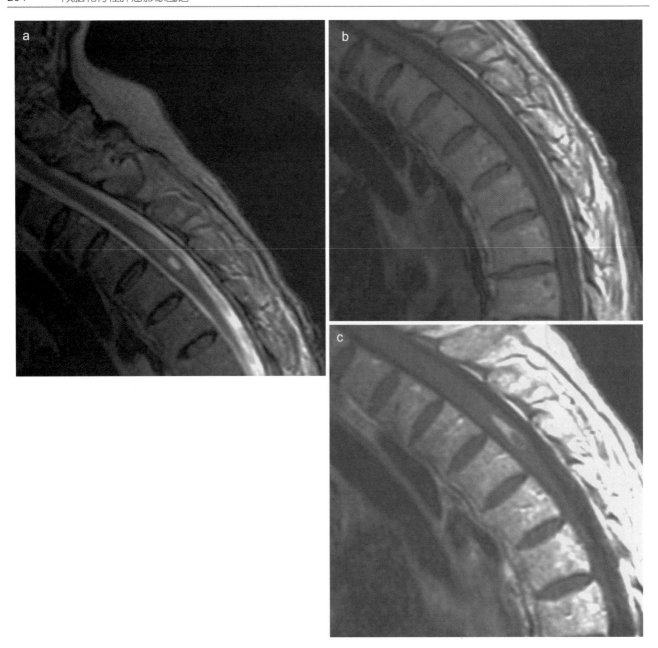

图 4.45　髓内转移瘤。矢状位 T2WI (a) 显示中段胸髓的卵圆形 T2 等信号病变,其中心坏死区域和髓内瘤周水肿带为高信号。在平扫矢状位 T1WI (b),除了低信号病变中心坏死区外,病变并不明显。矢状位增强 T1WI (c) 显示病变非坏死区域均匀增强。该病例为非小细胞肺癌患者。

辐射诱导的并发症

放射性肌炎

　　横纹肌炎是一种发生于辐射部位的罕见并发症。通常认为其发病原因是小动脉、毛细血管损伤导致局部缺血和炎症 [43]。在重症患者中,由于反应性修复机制可出现肌肉纤维化进一步导致了肌实质的改变,结构变形以及慢性疼痛 [43]。治疗区的水肿和炎症导致的 T2 高信号是急性肌炎典型的 MRI 表现。慢性改变主要包括肌纤维化和萎缩。

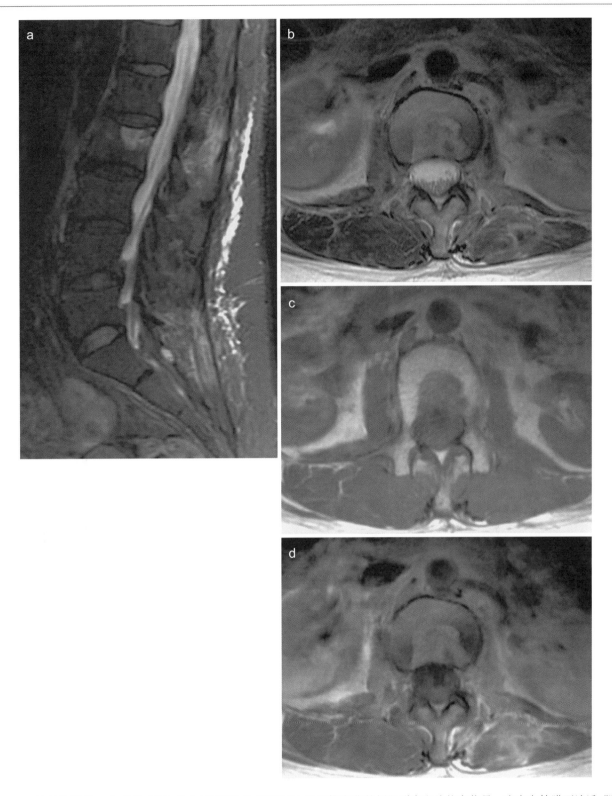

图 4.46　放射性肌炎。 矢状位 STIR 像 (a) 和横轴位 T2WI (b) 显示椎旁背外侧肌群中斑片状高信号。病变向筋膜下渗透,肌束间 T1 高信号的脂肪组织部分消失 (c)。增强扫描后肌群呈不均匀斑片样强化 (d)。此外 L2 椎体可见 T2 高信号、T1 低信号,有增强表现的溶骨性转移。该例为肺癌患者。

骶骨不全骨折

　　MRI 最早的放射相关表现为脂肪组织替代正常骨髓,呈现为 T1、T2 明显高信号,最早可见于治疗 2 周后 [44]。其次常见的并发症为正常压力作用于不正常骨质所导致的不全骨折,尤其好发于骶骨内,出现较晚 [45]。

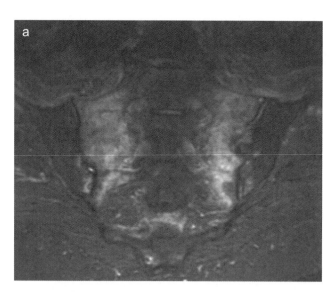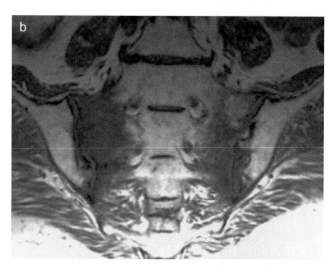

图 4.47　骶骨不全骨折。冠状位 STIR (a) 和冠状位 T1WI (b) 可见明显的累及骶髂骨的脂肪替代骨髓改变,表现为显著 STIR 低信号和 T1 高信号。急性骶骨不全骨折时在骶骨翼两侧可见垂直方向上对称出现的重叠的斑片状 STIR 高信号、T1 低信号水肿。

放射性腰骶部神经根病变

放射性多发神经根病是放疗的一种罕见并发症，表现与软脑膜癌类似。有帮助的鉴别诊断特征为局限在辐射区域并且随着时间推移呈现相对稳定的 MRI 表现；并且其临床进程缓慢，多次脑脊液细胞学分析阴性[46]。

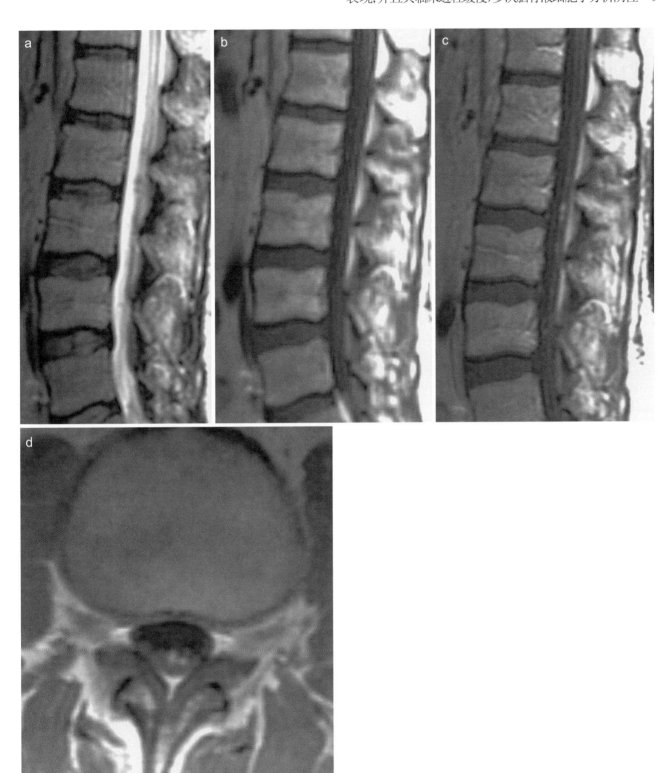

图 4.48 放射性腰骶部神经根病变。矢状位 T2WI (a)、矢状位 T1WI (b) 以及矢状位和横轴位增强 T1WI (c, d) 显示马尾表面结节状、斑片状病变，T1、T2 呈等信号，增强后有明显强化。需在有临床病史的基础上才能诊断放射性多发神经根病变，其影像学表现与软脑膜癌不易鉴别。

放射性脊髓病

放射性脊髓病是一种不可逆病变,通常发生于高剂量放疗后,总剂量等于或低于50Gy,或者单次剂量高于2Gy,一般发生于放疗结束后6个月至两年[47,48]。据估计,在22~25次照射总剂量为45Gy时导致脊髓病发生的概率低于0.2%,而总剂量提高到57~61Gy时放射性脊髓病发生率为5%[49]。临床通常表现为感觉异常,并可进一步发展为广泛脱髓鞘改变和凝固性坏死,从而导致全身瘫痪[47]。

影像学特征   MR表现取决于成像的时机。出现症状后6个月内,MR表现以脊髓梭形膨胀为特征,伴髓内斑片状或环状强化及周围高T2、低T1信号的髓内水肿。出现症状3年后的影像变现为之前强化的病灶部位出现脊髓萎缩,并且仍表现为髓内T2高信号[47]。

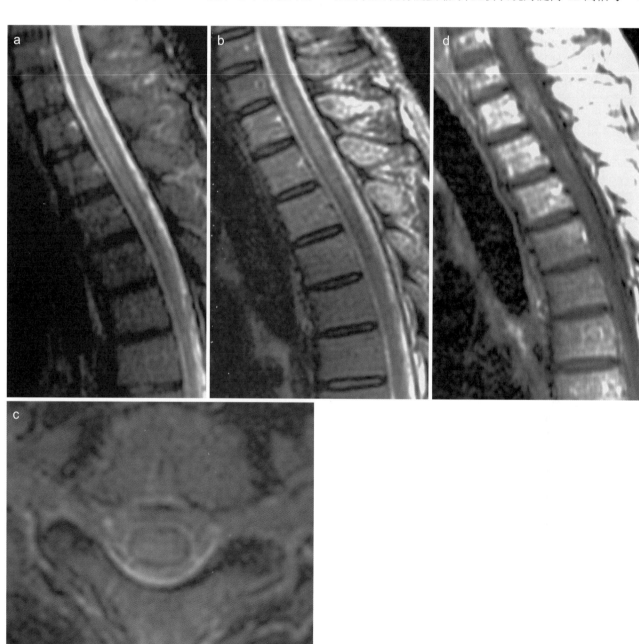

图4.49   放射性脊髓病。矢状位STIR (a)、矢状位T2WI (b)、横轴位T2WI (c) 和矢状位增强T1WI (d) 显示颈髓中央部分T2高信号并有轻度膨胀。增强后显示病变片状不均匀强化 (d)。在上部颈椎体内可见微小的T1、T2高信号,是放射导致的正常骨髓被脂肪替代。这个表现相对来说是非特异性改变,必须结合其放射治疗史才能诊断放射性损伤。

参考文献

1. Murphey MD, Andrews CL, Flemming DJ, et al. From the archives of the AFIP. Primary tumors of the spine: radiologic pathologic correlation. Radiographics. 1996;16:1131–58.
2. Erlman R. Imaging and differential diagnosis of primary bone tumors and tumor-like lesions of the spine. Eur J Radiol. 2006;58:48–67.
3. Rodallec M, Feydey A, Larousserie F, et al. Diagnostic imaging of solitary tumors of the spine: what to do and say. Radiographics. 2008;28:1019–41.
4. Boriani S, De Lure F, Campanacci L, et al. Aneurysmal bone cyst of the mobile spine. Spine. 2001;26:27–35.
5. Pennekamp W, Peters S, Schinkel C, et al. Aneurysmal bone cyst of the cervical spine. Eur Radiol. 2008;18:2356–60.
6. Rodriguez DP, Poussaint TY. Imaging of back pain in children. AJNR Am J Neuroradiol. 2010;31:787–802.
7. Harrop JS, Schmidt MH, Boriani S, Shaffrey C. Aggressive benign: primary spine neoplasms: osteoblastoma, aneurysmal bone cyst and giant cell tumor. Spine. 2009;34:539–47.
8. Atlas SW. Magnetic resonance imaging of the brain and spine, vol. 2. 4th ed. Philadelphia: Lippincott Williams and Wilkins; 2009. p. 1521–3.
9. Kwon JW, Chung HW, Cho EY, et al. MRI fi ndings of giant cell tumors. AJR Am J Roentgenol. 2007;189:246–50.
10. Littrell LA, Wenger DE, Wold LE, et al. Radiographic, CT, and MR imaging features of dedifferentiated chondrosarcomas: a retrospective review of 174 de novo cases. Radiographics. 2004;24:1397–409.
11. Smolders D, Wang X, Drevelengas A, et al. Value of MRI in the diagnosis of non-clival, non-sacral chordoma. Skeletal Radiol. 2003;32:343–50.
12. Wippold FK, Koeller KK, Smirniotopoulos JG. Clinical and imaging features of cervical chordoma. AJR Am J Roentgenol. 1999;172:1423–6.
13. Sung MS, Lee GY, Kang HS, et al. Sacrococcygeal chordoma: MR imaging in 30 patients. Skeletal Radiol. 2005;34:87–94.
14. Nishiguchi T, Mochizuki K, Ohsawa M, et al. Differentiating benign notochordal cell tumors from chordomas: radiographic features on MRI, CT, and tomography. AJR Am J Roentgenol. 2011;196:644–50.
15. Yamaguchi T, Iwata J, Sugihara S, et al. Distinguishing benign notochordal cell tumors from vertebral chordoma. Skeletal Radiol. 2008;37:291–9.
16. Duffy S, Jhaveri M, Scudierre J, et al. MR Imaging of a posterior mediastinal ganglioneuroma: fat as a useful diagnostic sign. AJNR Am J Neuroradiol. 2005;26:2658–62.
17. Shah LM, Salzman KL. Imaging of spinal metastatic disease. Int J Surg Oncol. 2011;2011:769753.
18. Hanrahan CJ, Shah LM. MRI of spinal bone marrow: part 2, T1 weighted imaging-based differential diagnosis. AJR Am J Roentgenol. 2011;197:1309–21.
19. Cole JS, Patchell RA. Metastatic epidural spinal cord compression. Lancet Neurol. 2008;7:459–66.
20. Abdul-Kasim K, Thurnher M, McKeever P, Sundgren P. Intradural spinal tumors: current classi fi cation and MRI features. Neuroradiology. 2007;50:301–14.
21. Wippold II FJ, Lubner M, Perrin RJ, et al. Neuropathology for the neuroradiologist: antoni A and antoni B tissue patterns. AJNR Am J Neuroradiol. 2007;28:1633–8.
22. Ferner RE, Gutmann DH. International consensus statement on malignant peripheral nerve sheath tumors in neurofibromatosis 1. Cancer Res. 2002;62:1573–7.
23. Sandalcioglu IE, Hunold A, Müller O, et al. Spinal meningiomas: critical review of 131 surgically treated patients. Eur Spine J. 2008;17:1035–41.
24. Faro S, Turtz A, Koenigsberg R, et al. Paraganglioma of the cauda equine with associated intramedullary cyst: MR findings. AJNR Am J Neuroradiol. 1997;18:1588–90.
25. Koeller K, Rosenblum R, Morrison A. Neoplasms of the spinal cord and filum terminale: radiologic-pathologic correlation. Radiographics. 2000;20:1721–49.
26. Olsen WL, Dillon WP, Kelly WM, et al. MR imaging of paragangliomas. AJNR Am J Neuroradiol. 1986;7:1039–42.
27. Wang MY, Levi AD, Green BA. Intradural spinal arachnoid cysts in adults. Surg Neurol. 2003;60:49–55.
28. Kikuchi K, Miki H, Nakagawa A. The utility of diffusion weighted imaging with navigator-echo technique for the diagnosis of spinal epidermoid cysts. AJNR Am J Neuroradiol. 2000;21:1164–6.
29. Thurnher M. Diffusion-weighted MR imaging (DWI) in two intradural spinal epidermoid cysts. Neuroradiology. 2012:1–2. http://dx.doi.org/10.1007/s00234-012-1032-x.
30. Kukreja K, Manzano G, Ragheb J, Santiago M. Differentiation between pediatric spinal arachnoid-dermoid cysts: is diffusionweighted MRI useful? Pediatr Radiol. 2007;37:556–60.
31. Shin M, Lee J, Cho WH, et al. Intradural epidermoid cyst at conus medullaris and cauda equina of the spine: a case report. J Korean Soc Radiol. 2012;66:113–6.
32. Kahan H, Sklar E, Post JD, Bruce JH. MR characteristics of histopathologic subtypes of spinal ependymoma. AJNR Am J Neuroradiol. 1996;17:143–50.
33. Smith AB, Soderlund KA, Rushing EJ, Smirniotopoulos JG. Radiologic-pathologic correlation of pediatric and adolescent spinal neoplasms: part I intramedullary spinal neoplasms. AJR Am J Roentgenol. 2012;198:34–43.
34. Horger M, Ritz R, Beschorner R, et al. Spinal pilocytic astrocytoma: MR imaging findings at first presentation and following surgery. Eur J Radiol. 2011;79:389–99.
35. Saad A, Tuli S, Ali E, et al. Pilocytic astrocytoma of the spinal cord in an adult. J Neurooncol. 2008;88:189–91.
36. Abel TJ, Chowdhary A, Thapa M, et al. Spinal cord pilocytic astrocytoma with leptomeningeal dissemination to the brain: a case report and review of the literature. J Neurosurg. 2006;105:508–14.
37. Chu BC, Terae S, Hida K, et al. MR fi ndings in spinal hemangioblastoma: correlation with symptoms and with angiographic and surgical fi ndings. AJNR Am J Neuroradiol. 2001;22:206–17.
38. Flanagan EP, O'Neill BP, Porter AB. Primary intramedullary spinal cord lymphoma. Neurology. 2011;77:784–91.
39. Caruso PA, Patel MR, Joseph J, Rachlin J. Primary intramedullary lymphoma of the spinal cord mimicking cervical spondylotic myelopathy. AJR Am J Roentgenol. 1998;171:526–7.
40. Lee SS, Kim MK, Sym SJ. Intramedullary spinal cord metastases: a single-institution experience. J Neurooncol. 2007;84: 85–9.
41. Watanabe M, Nomura T, Toh E, et al. Intramedullary spinal cord metastasis: a clinical and imaging study of seven patients. J Spinal Disord Tech. 2006;19:43–7.
42. Schiff D, O'Neill BP. Intramedullary spinal cord metastases: clinical features and treatment outcome. Neurology. 1996;47:906–12.
43. Otake S, Mayr NA, Ueda T, et al. Radiation-induced changes in MR signal intensity and contrast enhancement of lumbosacral vertebrae: do changes occur only inside the radiation therapy fi eld? Radiology. 2002;222:179–83.
44. Addley HC, Vargas HA, Moyle PL, et al. Pelvic imaging following chemotherapy and radiation therapy for gynecologic malignancies. Radiographics. 2010;30:1843–56.
45. Ducray F, Guillevin R, Psimaras D, et al. Postradiation lumbosacral radiculopathy with spinal root cavernomas mimicking carcinomatous meningitis. Neuro Oncol. 2008;10: 1035–9.
46. Welsh JS, Torre TG, DeWeese TL, O'Reilly S. Radiation myositis. Ann Oncol. 1999;10:1105–8.
47. Becker M, Schroth G, Zbären P, et al. Long-term changes induced

by high-dose irradiation of the head and neck region: imaging findings. Radiographics. 1997;17:5–26.

48. Koehler PJ, Verbiest H, Jager J, Vecht CJ. Delayed-radiation myelopathy: serial MR-imaging and pathology. Clin Neurol Neurosurg. 1996;98:197–201.

49. Gibbs IC, Patil C, Gerszten PC, et al. Delayed radiation-induced myelopathy after spinal radiosurgery. Neurosurgery. 2009;64: A67–72.

索　引

B

表皮样囊肿 181

C

成人室管膜瘤 36
垂体大腺瘤 103
垂体微腺瘤 101
垂体腺瘤 101
垂体炎 121

D

大脑胶质瘤病 28
低级别星形细胞瘤 10
骶骨不全骨折 206
动脉瘤样骨囊肿 135
多形性黄色星形细胞瘤 99
多形性胶质母细胞瘤 6

E

儿童室管膜瘤 84

F

放射性肌炎 204
放射性脊髓病 208
放射性腰骶部神经根病变 206
非典型畸胎样横纹肌肉瘤 64
辐射诱导的并发症 204
副神经节瘤 174

G

骨巨细胞瘤 144
骨母细胞瘤 140
骨样骨瘤 137
骨转移瘤 160

H

灰结节错构瘤 123

J

脊膜瘤 172
脊髓星形细胞瘤 191
脊索瘤 151
间变性少突胶质细胞瘤 24
间变性星形细胞瘤 21

L

朗格罕组织细胞增生症 123
良性脊索细胞瘤 155
颅咽管瘤 110

M

脉络丛癌 97
脉络丛乳头状瘤 94
毛细胞型星形细胞瘤 193
幕上 16
幕上脑肿瘤 59
幕下 39
幕下脑肿瘤 64

N

内生骨疣（骨岛）130
脑干胶质瘤 68
脑膜瘤 46,126
脑室内 42
脑室内肿瘤 84
黏液乳头型室管膜瘤 189

P

胚胎发育不良性神经上皮肿瘤 59

Q
青少年毛细胞型星形细胞瘤　74

R
Rathke 裂囊肿　108
软骨肉瘤　149
软脑膜转移瘤　184

S
少突胶质细胞瘤　16
神经节细胞胶质瘤　59
神经节细胞瘤　157
神经节母细胞瘤　157
神经母细胞瘤　157
神经鞘瘤　50,166
神经纤维瘤　170
生殖细胞瘤　80
视通路胶质瘤　115
室管膜瘤　187
室管膜下巨细胞型星形细胞瘤　92
室管膜下瘤　44
松果体母细胞瘤　78
松果体细胞　82

松果体肿瘤　78
髓母细胞瘤　87
髓内淋巴瘤　200
髓内肿瘤　187
髓内转移瘤　202
髓外硬脊膜下肿瘤　166

X
血管瘤　133
血管母细胞瘤　36,197
血管外皮细胞瘤　55

Y
硬脊膜外肿瘤　130
硬脊膜外转移瘤　163
原发性中枢神经系统淋巴瘤　30

Z
中枢神经细胞瘤　42
轴内　1
轴外　46
蛛网膜囊肿　176
转移瘤　1

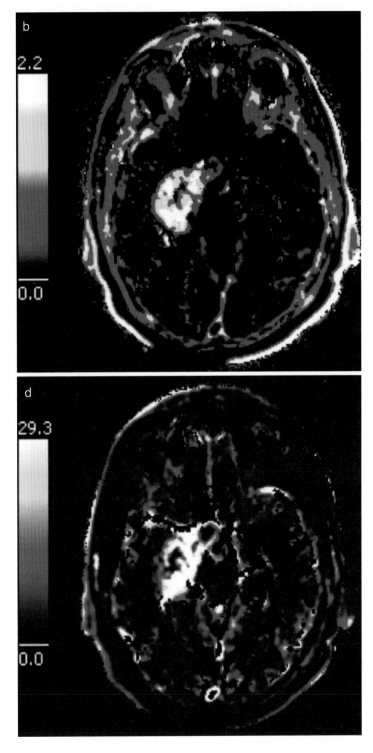

图 1.15

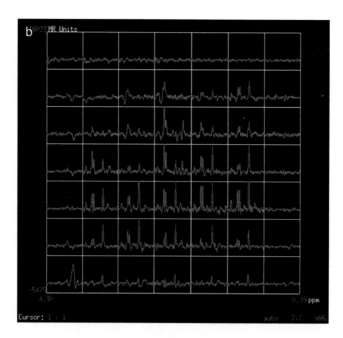

图 1.30

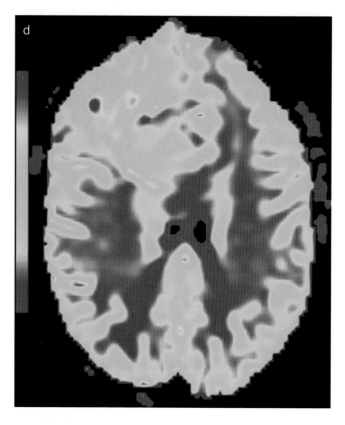

图 1.35